KB080173

레이저 눈밑지방제거 · 재배치, 다크서클 시술체험기

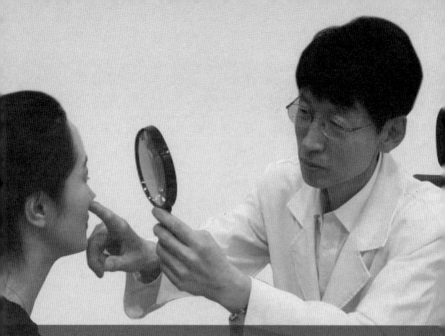

젊고 아름다운 눈을 만드는 눈밑지방 제거술의 모든 것 *since 1986*

레이저
눈밑지방제거 · 재배치,
다크서클 시술체험기

의학박사 김성완 피부과원장 엮음

종
행복한

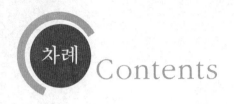
차례 Contents

들어가는 글

"이같이 너희 빛이 사람 앞에 비치게 하여 그들로 너희 착한 행실을 보고 하늘에 계신 너희 아버지께 영광을 돌리게 하라." (마태복음 5장 16절)

눈밑지방, 다크서클의 올바른 정보제공!

1996년 피부과를 개원한지 올해로 28주년을 맞이하였습니다.

제가 피부과를 개원했을 당시 피부미용에 대한 관심은 지금과 비교할 수 없을 만큼 적었습니다. 하지만 이제는 보다 외적인 아름다움과 젊음에 대한 사회적인 요구와 개인적인 바람으로 인하여 남녀노소를 가리지 않고 자기관리를 하는 시대가 되었습니다.

이러한 가운데 1990년도 초부터 레이저의술이 미국에서 우리나라로 도입되기 시작하면서부터 모든 의학 분야뿐만 아니라 피부미용수술에 또 하나의 획기적인 발전을 가져다주었습니다. 특별히 1990년 중반 우리나라에 도입된 이산화탄소 레이저를 이용한 눈밑지방제거술과 눈밑지방재배치는 많은 장점과 이점으로 인하여 현재는 널리 시행되는 시술법이 되었습니다.

김성완 피부과는 1995년 이산화탄소레이저가 도입된 초창기부터 눈밑지방제거술을 시작하게 되었고, 지난 20년 동안 7,000례 이상의 많은 임상경험과 눈밑지방, 다크서클 환자 15,000여명의

데이터를 토대로 하여 40여 차례 국내외 각종 학술대회와 강연, 논문을 게재한 바 있습니다.

이외에 젊은 연령층의 커다란 고민거리인 다크서클을 호전시키는 자가혈치료를 연구 개발하였으며, 그리고 심층피부재생술을 이용한 기미, 주름제거와 여드름흉터 치료 등 최신의 선도적인 치료기법을 도입하여 항상 안전하고 효과적인 치료법을 연구하여 관련 학회에 여러 차례 발표하였습니다.

눈밑지방과 다크서클은 과거 중년 여성들의 고민으로만 치부되었으나 요즘은 남성과 20대 젊은 연령층에서도 많이 상담하고 있습니다. 피부고민 전체로 보면 작은 영역이지만 심도 있는 정보가 공유되지 않았습니다.

이제 레이저 눈밑지방제거·재배치 및 다크서클 치료 20주년을 맞이하여 그동안 시술한 환자분들께서 보내주신 1996년도부터 지금까지의 눈밑지방제거, 재배치, 다크서클에 대한 시술체험기를 엮어 출간하게 되었습니다.

부족하고 잘못된 정보로 인해 마음고생을 한 분들께, 실제로 시술 경험이 있는 환자의 진솔한 시술체험 후기를 통해 조금이나마 도움이 되길 바라면서 하나님께 모든 영광과 감사를 올려드립니다.

2014년 7월
김성완 피부과 원장

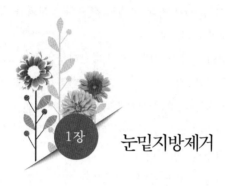

1장 눈밑지방제거

1-1. 눈밑지방제거 후기

1. 눈밑지방수술 후 밀린 숙제 완벽히 해결(40대 여성, 시술 후 3개월, 2014-06-04)

언젠가 부터 거울에 비친 내 얼굴은 늘 피곤해 보이고 짜증난 듯 한 인상이었습니다. 원인을 자체(?)분석한 결과 눈밑지방이었습니다. 인터넷 검색을 통해 눈밑지방수술 정보를 구하고 빨리 하고 싶었으나 직장생활 때문에 시간을 내기가 어려웠습니다. 그러다 1 년간의 휴직을 얻고 휴직기간에 꼭하고 싶은 한가지로 삼던 중 우연히 아들감기로 병원(영등포)에 갔다가, 병원 엘리베이터에 '눈밑 지방 전국 최저가 55만원' 문구를 보고 바로 간단한 상담과 예약을 하고 왔습니다. 일은 일단 저질렀는데, 나름 얼굴에 첨하는 수술인데 오히려 저렴한 비용이 맘에 걸리고 불안하였습니다.

폭풍 인터넷 검색을 통해 최고라는 '김성완 피부과'를 알게 되었고 바로 방문하였습니다. 마침 토요일이라 그런지 명성에 걸맞게 많은 사람들이 있었고, 친절한 안내와 상세한 상담, 이 병원만의 특별한 시술법을 자세히 듣고는 비용이 몇 배 들어도 꼭 이 병원에서 해야겠다는 마음이 들어 바로 예약을 하고 왔습니다.

시술은 내가 알던 인터넷 정보나 55만원에 예약하고 받은 상담과는 많이 달랐습니다. 1회 시술이 아닌 시간차를 두고 3회 이상 시술로 완벽을 기하시는 듯 했고 지방제거 후 실로 꿰매는 작업이 없어 그런지 눈 안쪽과 겉에 흉터가 있을 수도 없었습니다.

시술 후 며칠간을 압박테이프를 붙이고 7일간 처방연고와 약을 먹고 냉찜질로 부기를 뺐습니다. 그리고 3개월 있으면 자리를 잡는다고 했지만 양쪽 눈의 지방의 양과 형태가 달라 그런지 내 경우 오른쪽을 유독 시술을 많이 해서 왼쪽 눈은 며칠 후부터 너무 만족하였으나, 오른쪽은 부기며 부분 망울 같은 게 있어 짝짝이 눈이 되나 불안한 맘에 바로 상담하였습니다.

당연히 두 눈의 지방의 양과 형태가 달라 당분간 그렇더라도, 3

개월 후에 두 눈이 균형 맞게 자리를 잡는다고 하였다. 1개월 정도 지나니 어느 정도 자리를 잡았고, 3개월 후 말씀하신대로 자리를 잘 잡았습니다. 오늘 3개월이 지나 병원에 가서 자리 잡은 눈도 보여드리고, 원래 있던 눈가 주름도 살짝 서비스를 받고 와서 이제 몇 년을 고민하던 밀린 숙제를 완벽히 끝내고 뿌듯한 맘을 후기로 남깁니다.

너무나도 친절한 김성완 선생님과 간호사 선생님, 상담 선생님! 모두모두 감사드립니다.

2. 눈밑수술을 한 40대 중반 회사원입니다(2013-11-08)

저는 40대 중반의 회사원입니다. 성격이 꼼꼼한 편이라 눈밑지방제거 수술에 대해 여러 군데를 알아보고 시술하고 싶었습니다. 눈밑이 까다로운 부분이라서 굉장히 고민도 많이 하고 많이 알아본 결과, 김성완 피부과를 알게 되었습니다. 성형수술이 아닌 레이저 시술이라서 성형수술이 아니라는 마음의 부담이 덜하였습니다.

상담을 받아보니 눈가의 처짐이나 늘어남, 주머니가 불룩한 느낌의 눈밑을 레이저 시술을 통하여 지방도 재배치가 되고, 또한 웃었을 때 생기는 눈밑 애교살도 만들어 주신다고 하였습니다. 그래서 상담 후 집에 가서 생각을 해보고 바로 시술을 결정하게 되었습니다.

시술할 때는 간단히 잘 끝났고, 시술 당시 여러 가지 복합적인 눈가의 고민인 주름이나, 다크서클을 같이 해결해주셔서 매우 좋았던 것 같습니다.

그런데 회복기간에 조심해야 될 부분이 생각보다는 많았던 것 같습니다. 물론 시술은 간단하게 끝났지만, 2주 정도는 불편하였다. 어느 날 아침에 눈을 떴을 때 피가 많이 나와서 엄청 무서웠습니다. 이 외에는 안 좋은 점을 별로 느끼지 못했습니다.

저처럼 많이 고민하시는 분들 한번 병원 가서 상담해보시고 좋은 시술 받으시기 바랍니다.

3. 눈밑지방시술로 우울감에서 벗어나게 해준 피부과와의 만남

(40대 초반 여성, 2013-08-07)

40대에 접어들면서 예전 같지 않은 모습에 점점 낯설고, 그러다 보니 살짝 우울감이 생기기도 하더라고요. 눈밑에 점점 지방이 보이기 시작하더니 두둑해지기 시작했고, 우리 식구들에게 흔히 보이던 모습이었기에 나도 예외는 아니구나 생각했죠. 다행히 먼저 눈밑지방수술한 언니 덕에 김성완 피부과를 알게 되었고, 원장님을 뵙고 더더욱 안심이 되었습니다.

원장님의 기도로 시작된 수술시간 중에도 많이 겁먹지 않을 수 있었고요. 제가 워낙 겁이 많고 남보다 통각이 발달해 같은 통증도 유난히 아프거든요. 그 모든 걸 다 이해해주시고 적절한 조치를 취해 주었죠.

지금은 수술한지 6개월이 지났는데 몹시 자연스러워진 상태이구요. 무엇보다도 꼼꼼하게 경과를 봐주시고 잡티까지 제거해주셔서 더욱 감사해요. 인천에서 멀리까지 감수하고 온 보람이 있네요. 그 정도에서 멀다고 하긴 좀 그렇지만, ^^ 완전 먼 경상도에서 오셨던 아주머니도 생각나네요.

오랜만에 뵈어도 푸근하고 인상 좋으신 원장님! 감사해요. 자연스러움이 무엇보다 이곳의 무기가 아닌가 싶습니다!

4. 눈밑지방수술 센스 만점, 김성완 피부과!(30대 초반, 눈밑지방 후 2개월, 2012-11-20)

눈밑지방이 많아서 눈밑지방수술을 고민하는 중 며칠 간 웹서핑 해본 후 김성완 피부과를 선택했습니다. 우선 결과로 보면 만족합니다. 아직 82년생 밖에 안됐음에도 불구하고 지방이 엄청 많아서 수술시간도 길었고, 수술시간 내에도 양쪽 비교하며 균형을 맞추느라 원장님이 힘드셨을 거 같아요. 수술시작 전에 상세하게 설명해 주시고(믿음을 따로 가지고 있지는 않지만^^) 기도로 마음에 안정도 되었고, 두려움 부담감 없이 무사히 수술을 마칠 수 있었던 것 같아요.

수술 2달 후 지방밑주름(너무 많은 지방을 빼서ㅜㅜ)도 한 번 더 제거해 주시고, 눈밑이 조금 꺼져 보인다고 하니, 필러까지~~ 역시 센스 만점, 원장님, 그리고 나머지 선생님들 수고 많으셨어요. 항상 번창하세요.~~

P.S 중간에 배고플까봐 빵도 챙겨주시고~, 무한 서비스 감동이에요. ^^

5. 눈밑지방수술로는 NO.1, 얼굴이 확 살아나요(30대 초반, 2주 후, 2012-02-17)

한해 한해 갈수록 점점 눈밑지방이 도드라져 보여 스트레스를 받던 차에 김성완 피부과를 알게 되었습니다. 눈밑지방로는 NO.1 이라는 얘기를 주변에서 하도 들어서 "수술하면 여기서 해야지" 하고 생각은 하고 있었지만 수술의 두려움 때문에 몇 년을 홈페이지만 기웃거리며 망설였습니다. 그러다 한계에 도달한 스트레스에 마음 굳게 먹고 김성완 피부과를 오게 되었습니다. 친절히 상담해주신 상담사 선생님, 친절한 간호사 언니들 그리고 든든하고 상냥하셨던 김성완 원장님! 수술 내내 전혀 무서움 없이 받을 수 있었고, 수술이 끝난 지금 너무너무 잘했다는 생각을 하고 있습니다.

조금 남아있는 주름은 3개월 후에나 시술이 가능하다고 하셔서 그때 다시 와서 주름 레이저도 받을 생각이에요.~ 제 동생 피부박피도^^* 수술이 무섭고 막연하게 생각하셨던 분들, 전혀 걱정 마시고 오셔서 받으세요.~~ 피곤해 보이던 얼굴이 확!! 살아나실 거예요.^^

　예쁘게 해주신 김성완 피부과 선생님 감사합니다. 다음에 또 올게요.~~^_^

6. 눈밑지방수술 후 3개월이 지난 지금 만족합니다(40대 중반, 3개월 후, 2011-07-27)

　저는 40대 중반으로 눈밑지방수술을 받은 지 3개월 되었습니다. 몇 년 전부터 익히 김성완 선생님 얘기를 듣고 수술을 고민하다가 이제야 하게 되었습니다. 실은 직장을 계속 나가는 관계로 수술하고 회사 다니는 게 고민이었습니다. 금요일 아침 수술을 받고 월요일 회사를 출근했습니다. 근데 저는 좀 많이 붓는 체질이었나 봅니다. 회사에서 다들 왜 그러냐고 하는 터에, 거기다 그 주에 1박 2일 워크숍까지 가야되는 상황이라서 여하튼 눈밑지방수술했는지 보다는 눈이 왜 이리 부었나? 이었습니다.^^ 워크숍 가는 날에는 급기야 오른쪽 흰 눈동자까지 좀 부풀어서 엄청 걱정스러웠습니다. 그래서 가는 날 아침 병원에 들러 선생님 뵈었는데, 선생님이 괜찮아지도록 안과를 연결해 주셨고 안과에서 주는 약을 넣었더니 바로 오후에 괜찮아지더라고요. 처음에는 걱정이 많이 되었지만 2~3주 지나니 아주 좋아져서 지금은 굉장히 만족하고 있습니다.

예전에는 거울 보면 눈밑지방만 확대되어 보이는 듯 스트레스가 많았었거든요. 3개월이 지난 지금은 너무나 평상의 모습을 찾았습니다. 이제는 눈가 주름이 고민입니다. 안 웃을 수도 없고, ^^

저도 크리스천이지만 김성완 선생님 병원서 예배 인도하는 목소리 수술 중 선하게 웃으시면서 안심시켜주시는 말씀 모두모두 너무 고마웠습니다. 내내 주님의 축복과 함께 하심이 있으시길 바랍니다.

7. 눈밑지방수술로 눈밑 볼록이들이 있었는지, 감쪽같이 없어져 버렸습니다(20대 후반, 2009-10-24)

언제부턴가 사진을 찍으면 눈 아래 부분이 이상해, 처음엔 주름인가 했는데 검색해보니 "눈밑지방"이더군요. 그러다 점점 평소에도 눈에 띄고 거울 볼 때마다 신경이 쓰였습니다. 본인 얼굴은 자기가 더 잘 알고 불만이잖아요. ㅋㅋ 결혼을 앞두고 있으니 눈밑 볼록이가 더욱 신경이 쓰여 인터넷으로 검색을 해봤습니다. 그러다 김성완 선생님이 나오는 영상물을 보게 되었고 오랜 경험이 있는 선생님께 눈밑지방수술을 받기로 결심했습니다.

솔직히 눈밑지방제거 비용에 허걱했지만, 결심을 해서 맘먹고 시술날짜를 예약하고 남친이랑 같이 병원에 갔고 시술 전 약을 먹고, 사진을 찍고 시술대에 누워 인상 좋으신, 내 맘을 다 아시는 원장님과 첫 만남을 갖고, 기도를 받고 마취를 하고 따~끔! 했습니다.

왼쪽 눈부터 시술을 받았습니다. 머리카락 타는 냄새만 날 뿐 괜찮았습니다. 오른쪽 눈은 약간 느낌이 온다고나 할까요. 그래도 참을 만했습니다. 그러다 몇 분이 지났는지 모르겠지만 잘 됐는지 않아서 확인을 해보고 다시 누어 자리를 잡아주시고, 이렇게 반복해서 눈밑지방재배치 시술을 받았습니다. 눈밑지방 시술 후 얼음찜질로 눈의 부기를 잠시 빼고 다시 수술이 제대로 되었나 확인해 보셨어요. 이렇게 시술은 끝났습니다.

시술이 끝난 후 눈의 초점은 맞지 않았습니다. 저는 남친과 같이 갔기 때문에 병원에서 오래 쉬지 않고 바로 집으로 갔습니다. 약도 남친이 사왔기 때문에, 만약에 혼자 가시는 분이라면 처방전을 받으면 먼저 약을 사시는 게 좋을 듯해요. 솔직히 혼자 가는 것은 비추입니다.

토요일에 시술받고 월요일까지 쉬어서 병원을 방문했습니다. 반창고를 떼고 우와~, 나에게 그 눈밑 볼록이들이 있었는지, 감쪽같이 없어져 있었습니다. 정말 신기했어요. 저는 다행히 어지럼이나 출혈이 있지 않아 참 다행이었습니다.

시술 후 2주 동안은 주의해야 할 사항도 있고 안정을 취하라고 되어 있습니다. 업무 볼 때는 안경을 쓰니 그나마 티는 안 나서 회사 사람들이 다 몰라봤습니다. 만약 이런 현상이 생긴다면 안경을 이용하세요. 그러다 이틀이 지난 뒤 다시 제 눈 상태로 돌아와 괜찮아졌습니다.

월요일에 쉬고 화요일에 일을 했을 때 많이 불편하지는 않았지만 주의사항에 고개를 숙이지 말라는 것도 있었는데 눈동자를 아래로 보면 눈이 쏟아지는 듯 한 느낌이 들었습니다. 정말 성형수술은 대단한 여자들만 하는 거라는 생각이 들더라고요.

그러다 차차 시간이 지나고 괜찮아지고 거울 볼 때마다 흐뭇했는데 2주 정도 지났을 때 눈 아래가 붓고 눈도 충혈 되어서 병원에 방문했더니 주사 2방을 맞고 물이 눈안으로 들어가지 않게 주의하라고 하시더라고요. 주사 맞고 부기가 가라앉았습니다.

지금 경과 후 2달이 지났는데 눈밑이 어두운 것과 웃을 때 약간 생기는 주름이 신경 쓰이지만, 다크서클 시술 한 번은 무료라 여기서 더 심각해진다면 시술 받을 수 있으니 큰 걱정을 하고 있지 않습니다. 이런 현상들은 다 개인차가 있으니 충분히 상담 받으시고 더 이상 이 볼록이들 때문에 스트레스 받지 마시고 더 이상 고민도 하지 마시구요.

8. 눈밑지방제거 후 너무 만족하며 지내요(2년 후, 2007-12-06)

안녕하세요. 선생님~?

05년에 선생님한테 레이저 눈밑지방제거 수술 받은 사람입니다. 선생님 성함이 갑자기 생각이 안 나서 한참을 인터넷으로 찾았어요. 2년이 다되어 가는 지금도 거울 볼 때마다 너무 만족하며 지내고 있어요. 수술 때 선생님께서 기도해주신 모습이 아직도 기억이 많이 나네요.

건강하시구요, 담에 또 들리겠습니다.

9. 눈밑지방제거와 주름치료 시술 후기(2004-06-16)

항상 피곤해보이고 내 나이보다 많아 보여서 고민하던 중 소개로 김성완피부과를 찾게 되었습니다.

원장님의 친절한 상담을 통해 외과적인 수술처럼 흉터가 남지 않아서 택하게 되었고 시술 후 시간이 지남에 따라 달라지는 모습을 확인할 수 있습니다.

50대 후반의 연령에 시술하여 피부탄력이 없는 부분은 따로 레이저를 이용하여 주름시술 받음으로써 많이 개선되어 점점 좋아지는 모습에 기쁨과 자신감이 생겼고 무엇보다 원래의 내 얼굴에 변형이 없이 제거된 부분이 가장 만족스럽습니다.

10. 눈밑지방제거 시술 후 치료시술후기(1996-11-02)

원래 눈밑 약간 돌출되어 보이는데다 눈밑이 불룩하게 나와 원래의 나이보다 훨씬 많게 보여서 스트레스를 많이 받아 외과적인 시술을 고려 중에 김성완 피부과에서 시행하는 레이저 눈밑지방제거 수술에 대해 알게 되었습니다.

무엇보다 흉터가 남지 않고 일상생활에 무리한 지장이 없어 시술을 결정하게 되었고 시술 후 시간이 지나면서 눈이 더욱 또렷해 보이고 젊어진 느낌이 들었습니다.

주변의 사람들도 '한결 젊어 보인다'고 할 때마다 수술에 대한 만족감도 커졌고 자신감이 생겼다.

1-2. 눈밑지방 추천(눈밑지방수술 잘하는 병원)

1. 눈밑지방수술 후 처녀 때 모습으로!(남편 쓰심)(50대 후반 여성, 시술 후 3개월, 2014-06-13)

집사람은 눈밑지방이 많이 있어서 늘 우울해 하고 활기 없이 생활해서 늘 신경이 쓰였습니다. 지인을 통해 김성완 피부과를 알게 되어 바로 예약을 잡고 김성완 원장님께 눈밑지방수술을 받았습니다.

처음에는 눈밑지방제거 수술을 해서 그런지 눈밑이 움푹해 보이고 어색한 듯 보였지만 3개월이 지나면서 처녀 때 모습으로 돌아왔습니다. 언제 그랬냐는 듯 얼굴표정이 밝아져서 나이도 한 10년은 젊게 보이고 생활에 활력이 생겨서 옆에서 보기도 좋습니다. 아내가 눈밑지방이 있어서 우울해 하고 활력이 없다면 꼭 추천하고 싶습니다.

2. 200% 만족하는 눈밑지방 꼭하세요!!!(30대 초반 여성, 3년, 2013-07-26)

눈밑지방으로 얼굴이 어두워 보이고 눈 아픈 인상을 주어서 고민이 많았어요.

눈밑지방수술이 있다는 희소식을 듣고 어느 병원에서 수술을 할까 많이 고민하던 중 눈밑지방수술 잘하는 병원으로 알려진 김성완 피부과를 알게 되었어요. 눈밑지방 시술 전문병원임에 믿고 상담했어요. 친절하신 원장님과 간호사님 덕분에 다른 곳은 생각 해보지 않고 상담당일 수술하게 되었어요. 원장님의 기도 덕분에 편안한 마음으로 수술에 임했는데 싸한 느낌과 살타는 냄새가 나는 것 외에는 수술 받는데 어려움은 없었어요. 수술 후 회복실에서 얼음찜질 하며 내 얼굴이 어떻게 보일까 무척 궁금하더라고요. 엄청 부기가 심할 줄 알았는데 크게 이상하지 않았고요, 2일간 붙인 테이프는 제거 후에도 많이 어색하지 않았어요.

그렇게 2주 정도 지나니 부기도 다 빠지고 수술한 건지 모를 정도로 편안했어요. 정말 주변 사람들이 수술했는지 모를 정도로 감쪽같았어요.

3년이 지난 지금, 너무 만족하고요 저희 어머니도 제 권유로 눈밑지방제거 수술을 하러 재방문 하셨네요. 200% 만족하는 수술이었어요. 걱정하지 마시고 꼭 하세요!

3. '나이 들었다고 눈밑지방수술해서 뭐 할까'라는 생각하지 말고 꼭 하세요(2013-07-09)

아이들이 평소 엄마표정이 눈밑지방 때문에 남에게 좋은 인상을 못주고, 표정도 부드러운 인상을 못준다고 눈밑지방제거 수술을 권하는데도 "이 나이에 뭐 수술해서 뭐할까" 하고 미루다가' 눈밑지방수술 잘하는 김성완 피부과'에서 수술하게 되었습니다.

수술할 때에는 머리도 아프고 속도 메스껍고 해서, 좀 괴로웠는데 그 시간은 잠깐 견디고 나니, 그 만족감이 큰 것 같아 수술을 진작 할 걸 하는 생각이 들었습니다. 수술 전보다 남에게 좋은 인상을 주고, 더 젊어진 것 같아 기분이 좋습니다. 하여튼 기대하고 생각했던 것보다 수술 후에 느끼는 만족감은 더 큰 것 같아 좋아요. 망설이는 분들은 적극 권해드리고 싶은 수술입니다. 선생님, 고맙습니다.

4. 눈밑지방수술 잘하는 병원에서 "대박" 동안으로 다시 태어나요
(30대 후반, 지방 후 5년, 2013-05-20)

5년 전 늘 피곤해 보인다는 말, 정말이지 듣기 싫었어요. 전 눈밑지방수술이라는 게 있는지도 몰랐거든요. 그냥 화장으로 가리면 되겠지 생각하며, 백화점 화장품 매장만 전전긍긍 하며 신제품만

구입하며 다니던 어느 날, TV에서 눈밑지방수술 잘하는 병원으로 알려진 김성완 원장님이 나오셔서 설명하시는데 그 증상이 바로 내 증상 인거죠. 당장 예약과 동시에 수술까지 직행한 결과 "대박" 동안으로 다시 태어난 거죠. 지금은 친구들에게도 얘기해 줘요. 성형외과 보다 피부과 전문의 김성완 선생님께 수술 받으라고요.~ 오늘은 아빠가 수술하십니다. 물론 저의 추천으로요. ^^

5. 눈밑지방제거로 눈밑 애교살까지 생기고 자연스러운 눈매(40대 중반, 2011-02-14)

평소 눈밑지방으로 인해 스트레스를 안고 생활하던 중 인터넷을 통해 눈밑지방 전문병원인 김성완 피부과를 알게 되었다. 나름대로 성형외과에서 시행하는 절개식 수술법을 알아보았지만 쉽게 결정을 내리지 못하고 있던 중 김성완 원장님의 레이저 시술법에 대한 설명을 듣고 확신과 믿음이 생겼고 바로 시술을 결정할 수 있었다.

시술 후 3개월간 계속 변해가는 눈모양을 보면서 기대감과 더불어 불안감도 있었지만 자리 잡아 가는 과정이라 생각하고 편한 마음으로 생활하였고 결과는 대 만족이었다. 불룩한 눈밑지방은 제거되고 애교살까지 생기고, 게다가 너무 자연스러운 눈모양으로 다른 사람들은 뭘 했는지 눈치 채지 못했다. 3개월이 되어 예약 방문하였고 잘되었다는 말씀과 함께 환한 웃음으로 기분 좋게 눈가 주름치료를 해주셨다. 시술 후 마무리 까지 변함없는 미소로 해주신 선생님을 뵈면서 나의 믿음과 결정에 대해 만족한다.

눈밑지방으로 고민하는 분들에게 자신 있게 김성완 피부과를 추천하고 싶다.

6. 눈밑지방 왜 진작 알지 못했을까 하는 생각이 들 정도! (20대 후반, 2009-08-03)

20대 후반 여성입니다.

평소에 피곤해 보인다는 얘기를 자주 들었습니다. 분명 다크서클 때문이라고 생각하면서 제가 할 수 있는 거라곤 다크서클에 좋다는 기능성화장품을 사는 게 전부였습니다. 그러던 중 우연히 메디컬 TV를 보게 되었고 제가 갖고 있는 게 다크서클이 아니라 눈밑지방이라는 걸 알게 되었습니다. 눈밑지방 전문인 김성완 원장님 인터뷰하는 내용으로 짧은 시술시간이며 무엇보다도 흉터 없이 바로 일상생활이 가능하다는 얘기를 듣고 결정하게 되었습니다. 전화로 예약일 등 간호사 분들께 간단한 상담을 받을 수 있었고 시술을 받게 되었습니다. 아무리 시술시간이 조금 걸린다 해도 많이 긴장하고 있었는데 수술 전에 원장님께서 기도해주시는 모습을 보며 한결 나아져 편히 시술 받을 수 있었던 거 같습니다. 시술시간은 약 1시간 반 정도 걸렸고 처음 마취할 때 따끔거리고 시술 중간 중간에는 원장님께서 제가 아픈지 어디 불편한지 계속 신경써주시면서 시술해주셨습니다.

시술한 그날은 집에서 휴식을 취하시는 게 좋습니다. 그리고 정말 주위 사람들이 알아보지 않아서 좋았습니다. 현재 5개월 정도 되었는데 만족합니다. 왜 진작 알지 못했을까 하는 생각이 들 정도입니다. 이제 피곤해 보인다는 얘기도 안 듣고 다크서클도 개선되었습니다.

시술후기만 계속 보시면서 고민하시는 분들에게 정말 추천합니다. 마지막으로 친절하게 대해주시고 세심한 부분까지 배려해주셨던 김성완 원장님과 간호사 분들께 감사드립니다. ^^

7. 눈밑지방 없어지니 이보다 훨씬 젊어져서 좋아요(2006-04-19)

언제부턴가 만나는 사람마다 피곤해 보인다, 어디 아프냐는 소리를 자주 듣곤 했지만 별 신경을 쓰지 않았습니다. 그런데 최근 몇 년 전부터는 제 나이를 모르는 사람을 만나면 나이를 항상 많이 보는 것이었습니다. 그럴 때 마다 속상한 마음이란, 그런데도 왜 그렇게 보는지를 알 수가 없었는데 우연히 방송 〈눈밑지방 전문병원을 가다〉을 보던 중 눈밑지방제거 시술을 보게 되었습니다.

바로 저거였어. ... 그동안의 의문이 한꺼번에 다 풀리는 것이었습니다. 그날 저녁 남편과 아이들에게 오늘 본 방송 이야기와 내가 눈밑지방수술을 하겠다고 하자 모두들 반대하는 것이었습니다. '수술해서 더 나빠지면 어떡하나. 주름이 생기면 후회한다. 지금 이 모습도 괜찮다. 그냥 이대로 살아라' 이었지요. 그래서 저도 솔직히 겁도 나고 해서 얼마동안 잊어버리고 살았었는데 또 나이를 더 보는 일이 발생해 남편한테 허락하든 안하든 수술하겠다고, 후회를 해도 하고 시술하겠다고 선전포고를 했더니, 하는 수없이 하라고 했습니다. 그래서 다음날 진료를 받고 1달 후 수술을 했습니다. '수술할 때 아프지 않았나, 할 만하더냐'고 아는 분들이나 병원 진료(정기검진) 받으러 갈 때 상담하러 온 분들이 묻곤 할 때마다 조금 아프긴 하지만 참을 만했다고 걱정 말고 하시라고. 수술한지 40여일이 지난 지금 제 모습에 아주 만족하며 살고 있답니다. 이제는 만나는 사람마다 '머리를 잘랐나, 얼굴에 살이 쪘나, 심지어 몰라보겠다'고 말하는 사람까지 있으니 달라지긴 달라졌나 봅니다. 그리고 가족들 또한 '예뻐졌다.' 이제는 '나이보다 훨씬 젊어 보인다'고 말합니다. 수술 잘해주시고 그동안 친절하게 대해 주신 선생님과 간호사님들께 다시 한 번 감사드립니다. 혹 수술을 망설이는 분이 있다면 하라고 권하고 싶습니다.

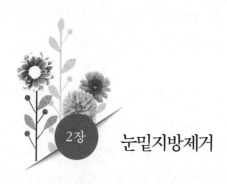

2장 눈밑지방제거

2-1. 눈밑지방제거 후기

1. 한국 최고의 눈밑지방제거 김성완 원장님 시술후기^^(2014-02-28)

- 시술하게 된 경위

　사람들과의 미팅이 많은 직업을 가진 저는 피곤해 보이는 눈밑의 지방이 늘 고민이었습니다. 하지만 외국에 살기 때문에 한국 가는 일정을 맞추기가 힘들었고, 어느 병원이 신뢰할 만한 곳인지에 대한 정보가 전혀 없었습니다. 이에 한국에 있는 동생에게 리서치를 부탁했고, 동생은 3곳을 추천해 주었습니다. 한국에 도착하여 상담을 받아보았습니다. 김성완 피부과는 우선 원장님의 경력 면에서 타의 추종을 불허했고 상담 시 가감 없이 장점과 단점을 허심탄회하게 얘기해 주셔서 신뢰가 갔습니다.

- 시술체험기

눈밑지방제거 시술 후 며칠은 생각보다 활동이 많이 불편했습니다. 많이 부어있었고 사람을 만나는 것은 피해야만 하였습니다. 하지만 1주일이 지나자 부기는 서서히 빠지기 시작했으며 1달 정도 되니 일상생활을 하는 데는 별로 지장이 없었습니다. 시간이 흐를수록 점점 더 선명해지는 눈 주위를 발견하는 것이 기쁨이었습니다. 더 크게 웃고, 더 기쁘게 사람들과 대화를 할 수 있다는 것이 좋았습니다. 제가 있는 이곳의 외국분들이 무슨 좋은 일이 있냐고 물어보곤 합니다.

- 서비스관련 후기

시술 후 Customer 관리가 철저하다는 느낌을 받았습니다. 1년 후 최근 다시 한국을 방문하여 원장님께 check를 받았는데 자세하게 피드백과 시술 후 생긴 라이트한 주름도 관리해 주셨습니다. 무엇보다도 상황이 다른 환자 하나하나를 끝까지 케어해주는 시스템이 정착되어 있다는 느낌을 받았습니다. 외국에 있는 사람들도 시술이 가능하도록 여러 일정을 조정해주는 융통성도 발견할 수 있었습니다. 이에 외국에 있는 분들도 주저마시고 시도해보시길 적극 추천합니다.

2. 눈밑지방제거 수술을 하고나서~(40대 중반 여성, 6년 5개월, 2013-08-23)

안녕하세요!

저는 2007년도 봄에 눈밑지방제거 수술을 받게 되었습니다. 지인의 소개로 김성완 원장님을 찾게 되었지요. 여느 고객들과 마찬가지로 저도 눈밑이 부어오르는 것에 항상 불만족이었는데, 이곳에서 그 불만을 말끔히 없앨 수 있어 기뻤습니다.

수술의 아픔은 7년여쯤이 지나고 있는 현재로는 거의 기억이 없다시피 하여 아프지는 않았던 것 같습니다. 기도로 시작되는 원장님의 수술 또한 안정감을 주셨고요. 현재는 그후 피부에 더욱 관심을 갖는 계기가 되어, 오늘 또 2번째로 찾게 되어 매우 반가웠습니다. 그리고 해외 거주로 자주 올 수 없는 이유로 바로 치료해주셔서 감사합니다.

3. 인생은 즐거워야 하니까, 나는 눈밑지방제거 수술을 결심했다

(60대 후반, 2013-07-03)

10여년을 망설였다.

자연대로 살지 인위적으로 가미를 하면 존심이 상한다고 억지를 부렸다. 친구들이 권해도 못들은 척, '어이 속물들 얼마나 인생에 자신이 없으면 남의 힘을 빌리나'고 했다. 차츰 시간이 흐르니, 나 자신과 타협을 해야 했다. 거울도 보기 싫고, 화장도 못하겠고, 점점 우울증에 빠져드는 나를 발견하고는 화들짝 놀랐다. 점점 매사에 자신감이 없어지곤 한다. '아냐, 이게 아냐, 이러면 안 돼.' 앞으로 살려면 인생이 즐거워야 하는데 이게 뭐야?

김선생님께 의뢰를 하기로 하고, 약속시간을 잡고도 갈까 말까 망설였다.

드디어 눈밑지방제거수술을 받고, 아픈 것을 참고, 좀 불편한 것을 참고 나니, 지금은 날아 갈 것 같이 즐겁다. 삶이 기쁘다, 활력이 넘치는 것 같다. 인생은 즐거워야 하니까.

4. 눈밑지방제거 수술 후기(2012-09-22)

안녕하세요. 7월 13일에 눈밑지방제거 수술을 받은 환자입니다.

수년 전부터 눈밑지방이 느껴진 후로 항상 신경이 쓰였습니다. 거울을 봐도, 유리창에 비춰진 얼굴을 봐도 눈밑지방만 눈에 보였습니다. 그러던 중 우연히 TV에서 김성완 원장님을 뵈었고, 눈밑지방수술에 관한 내용에 관해 알게 되었습니다. 이후 인터넷을 뒤져 김성완 피부과를 알게 되었고, 수술과정이든지 후기들을 보며 수술을 하고 싶다는 생각이 들었지만, 겁이 많은지라 선뜻 실행에 옮겨지지 않더라고요.

다른 병원들은 검색해 보지도 않고 눈밑지방수술을 한다면 김성완 피부과에서 해야겠다고 마음만 먹은 채로 또 몇 년이 흘렀습니다. 그러던 중 더 이상 미루면 안 되겠다 싶어, 7월 초에 상담을 받고 바로 가능한 예약날짜를 정해 수술을 받게 되었습니다. 수술하기 전에 사진을 찍는데, 눈밑 불룩한 사진을 보니 역시 수술 결정을 잘했다 싶더라고요.

원장님도 수술실에 들어오셔서 저를 보시고는 눈밑지방이 없어지면 인상도 좋아지고 더 예뻐지겠다고 말씀하시며 기도도 해주셔서 왠지 안심이 되었습니다.

긴장된 마음으로 수술대에 누웠고, 마취부터 했는데 아무래도 눈밑 민감한 부위라 그런지 저는 수술 내내 긴장을 했고 또 불편한 느낌이 컸습니다.

수술은 3시간 넘게 진행되었고, 생각보다 힘들었습니다. 수술 후 5일째 되는 날부터 서서히 부기가 빠지면서 1주일 되는 때부터는 하루가 다르게 조금씩 안정되는 느낌이 들었습니다. 2주 정도 되니 눈매도 또렷해지면서 자연스러워지는 느낌이 들었습니다. 2주까지는 사물이 여러 개로 겹쳐 보여서 컴퓨터를 한다거나 독서를 하는 게 조금 힘들었고 눈도 쉽게 피로해지고 충혈도 되어 생활에 불편이 있었습니다. 그런 증상들은 시간이 지날수록 조금씩 완화가 되더라고요.

지금은 진작 했으면 좋았지 않았나 싶을 정도로 불룩한 지방들이 없어져서 너무 만족합니다.

3개월 되면 최종 점검 받으러 가겠습니다. 감사합니다.

5. 볼록한 눈밑지방제거로 젊어졌어요(40대 후반, 수술 후 8개월, 2012-05-01)

40대 초반부터 눈밑지방이 처지기 시작하여 7~8년 후 크게 볼록하여 너무 보기가 싫고 신경 쓰였다. 48세 되던 해 여름 직장에 휴가를 내고 오래 숙원이었던 눈밑지방제거 시술을 받게 되었다.(결심하는데 10여년 걸림.)

수술 전 원장님께서 수술의 안전과 좋은 결과, 그리고 두려움에 떨고 있는 나를 위해 기도를 해 주셔서 편한 마음으로 받을 수 있었다. 양쪽 20분씩 40~50분 정도 레이저 수술을 받을 때 아주 약간 버거운 느낌은 있었으나 아무런 고통 없이 수술을 받을 수 있었다.

수술 후 사물이 여러 개로 보이고 두통이 있었으나 안정을 취하고 약 잘 먹고 잘 쉰 결과 2~3주 후 부기도 빠지고 볼록하던 눈밑지방이 사라져 너무나 만족했다.

지금도 아이와 함께 외출하면 사람들이 놀라곤 한다. 정말 모자간 맞는지? 우리 아이는 기분이 나쁘겠지만 나는 기쁨의 미소를 짓는다. 원장님과 간호사님 그리고 항상 상담해 주시는 실장님께 감사드린다.

6. 눈밑지방제거 후 김성완 피부과 홍보대사가 되었답니다(30대 초반, 2011-11-07)

5~6년 전에 김성완 피부과에서 눈밑지방제거 시술을 했습니다. 저는 20대 초부터 유전적인 것인지는 모르겠지만 불룩 나온 눈밑지방 때문에 늙어 보이고 우울해 보인다는 소리를 많이 들었습니다. 정말 정말 콤플렉스였어요. 사진 찍고 그냥 싸이월드에 올린 적이 없어요. ㅜㅜ 포토샵으로 항상 눈밑 아래를 처리해서 올리곤 했죠. 화장으로 가려도 절대 가려지지도 않고 20대 초에는 무지 두껍게 화장한 거 같아요. 눈밑 가리려고, 컨실러, 화운데이션, 파우더 등등 그래서 돈을 모아서 병원검색을 하게 되었어요. 여러 군데 많이 수술하시더라고요. 그러던 어느 날 아침에 방송을 보다 김성완 원장님 인터뷰를 보고 바로 컴퓨터로 가서 검색해 본 결과 '눈밑지방' 최고라고 입소문 아니 방송까지 난리가 났더라고요.~ "김성완 피부과" 짱인 듯~~

그래서 바로 전화로 예약을 잡고 당일 수술했죠.~ 수술은 완전 성공, 한 2달 정도는 꺼진 느낌이 들었던 거 같아요. 그런데 그후에 눈도 커졌단 소리도 듣고 없었던 눈밑 애교살도 생기고 날아갈 것 같아요. 상처 하나 없고 감쪽같이!! 이제 제 나이 31살인데도 눈밑지방에 너무너무 당당해졌어요.~ 자신감도 생기고,~ 김성완 원장님께 정말 감사드려용.~~ 수술 전 기도해 주시던 거 기억나네요.~ 마음이 너무 편안했어요.~^^ 너무 늦게 후기를 쓰네요. 지금은 김성완 피부과예요. 저희 이모는 수술 중, 김성완 피부과 홍보대사가 되었답니다. 다들 눈밑 어디서 했냐고 물어보더라고요. 그래서 알려줬죠. 레이싱모델인 언니도 여기서, 아시는 사장님도 여기서, 오늘 이모도 여기서, 내년엔 저희 엄마 모시고 올 거예요.~~ 계속 홍보하고 싶은 곳이네요.~^^ 대박나시구요.~~ 건강하세요.~~ 그리고 참고로 제 친구들은 다른 성형외과에서 눈밑지방이동술을 했는데 다시 올라오더라구요. 진짜임!! 김성완 피부과에서 다시 태어나 보세요.~~ 강추입니다!!

7. 눈밑지방제거 후 눈이 더 커지고 예뻐졌대요(눈밑지방제거 부작용)

(20대 중반, 3달 경과, 2011-04-11)

평소에 눈밑지방이 스트레스였습니다. 저희 엄마도 눈밑지방제거 수술을, 절개를 통해 하셨는데 회복기간이 길기 때문에 수술결정을 하는데 망설였습니다. 그러던 중에 레이저를 이용하여 눈밑지방제거 수술을 알게 되었습니다.

눈밑지방이 고민이신 분들은 저와 같은 고민을 하시고 계실 거라 생각이 듭니다. 전 망설임 없이 김성완 피부과에서 상담을 받게 되었고 의료진의 수술경력과 수술 받은 많은 사람들의 후기에 더욱 믿음이 갔습니다. 무엇보다 회복기간이 짧다는 점은 저 같은 회사원으로서는 무엇보다 큰 장점이었습니다.

수술 1달 전쯤 예약을 하고 눈밑지방제거 수술을 하게 되었고 수술시간은 1시간 반 정도 걸렸습니다. 제가 지방이 많아서 그런 것도 있고 의사선생님이 꼼꼼하게 잘 봐주셨습니다. 수술하고 2일 뒤에 바로 출근을 했고 지금은 매우 만족합니다. 주위에서 눈이 더 커지고 예뻐졌다는 소리를 들을 때마다 뿌듯함을 느낍니다. 이 수술 후기를 보고 고민하시는 많은 분들께 조금이나마 쉬운 결정을 할 수 있도록 도움이 되고 싶네요.

의사 선생님과 친절한 직원분들께 감사의 말씀을 전합니다.^^

8. 눈밑지방제거 오랜 경험이 있는 신뢰 가는 병원(30대 중반, 2010-09-10)

저는 몇 년 전 눈밑지방이 생기면서 다크 서클도 생겨서 표정이 어두워 보이고 나이 들어 보이는 것이 불만이었습니다. 특히 사진을 찍으면 더 적나라 하게 티가 나서 속상했지요. 그러다가 우연히 김성완 피부과를 알게 되고 상담을 받았습니다. 외과적 수술을 하게 되면 회복기간도 길고 겁이 나는데 피부과 시술이라 간단하면서도 회복기간이 짧은 것도 마음에 들었습니다. 최근 개발된 시술도 아니고 오랜 경험이 있는 병원이라 신뢰도 갔습니다.

목요일 오후 반차를 내고 눈밑지방제거 수술을 받았는데 눈에 하는 거라 겁이 많이 났지만 생각보다 아프지 않았습니다. 1시간 반 정도 시술 후 혼자 택시 타고 집에 갈 수 있었습니다. 마취 때문에 몇 시간 동안 초점이 안 맞아 보이기는 했지만 금요일 휴가를 내고 3일간 주의사항대로 조심히 샤워하고 지냈더니 아무런 부작용도 없었습니다. 월요일 드디어 출근을 했는데 저희 회사 사람들 난리가 났습니다. 뭔가 눈이 퉁퉁 붓고 어색할 줄 알았는데 티는 안 나는데 동안의 얼굴이 되어 멀쩡하게 나타났으니 말이지요.

아는 선배 어머니는 성형외과에서 수술 받고는 한참 눈에 멍이 들고 그랬는데 전 아무렇지 않게 피부화장까지 하고 출근했으니 다들 한마디씩 하더군요. "정말 눈만 지방 뺀 거야? 뭐 또 딴 거 하지 않았어?" 눈밑지방이 빠지니 눈은 더 커 보이고 눈밑 애교살이 드러나니, 어려 보이고 생기 있어 보이는 건 사실이었습니다.

전 큰 불편함 없이 매우 만족스러운 시술이었습니다. 저를 보고 회사 분들이 눈밑지방으로 고민하는 지인들에게 김성완 피부과 소개해 주시기도 하더군요. 눈밑지방으로 고민 있는 분들은 정말 강추하는 시술입니다.*^^*

9. 불룩한 눈밑지방제거로 심통 궂은 인상이 없어졌어요(70대 초반,

2010-07-08)

저는 70세가 넘은 남자입니다. 누구나 나이가 들면 그 세월이 얼굴에 어쩔 수 없이 나타나기 마련입니다. 이는 자연스러운 세흔이 겠지만 사람에 따라서 여러 가지 모양으로 나타나는 것 같습니다. 저는 나이가 들면서 눈밑지방이 남달리 불쑥 나와서 처음 보는 사람에게 심술궂은 인상을 주고, 오랜만에 만난 친지들도 단번에 눈밑이 많이 불룩하게 나왔다고들 귀띔해 주었습니다. 더 친한 사람들은 요즈음 눈밑지방제거 수술을 많이 한다고 권유했습니다. 그러나 나잇살이나 먹은 사람이 생긴 대로 살아야지 눈밑지방제거 한다고 세월이 지워지나? 잘못 하다가 손댄 흔적이 남아 더 부자연스럽게 되면 어쩌나 하는 생각이 들어 망설이고 있었습니다. 최근 우연히 해외여행을 하게 되었는데 큰 색안경이 필수품이었고, 색안경을 장시간 착용하니 안경알에 불쑥 튀어나온 눈밑 부분이 안경에 닿아서 피지가 묻어 대단히 불편하게 되었을 정도였습니다. 그래서 여기저기 알아보았습니다만 영 자신이 없었던 차에 우연히 신문기사에서 김성원 피부과를 알게 되었고, 더구나 레이저로 눈밑지방제거 수술 전문의라는 것을 알게 되었습니다. 바로 인터넷으로 검색하여보니 1986년부터 시술한 오랜 경륜이 있는 명의인 것을 알고 찾아 방문 상담하게 되었습니다.

원장선생님께 어느 정도 개선이 가능하냐? 욕심껏 이 정도는 되냐는 등등 여러 가지를 물어 보았습니다. 그러나 원장선생님은 확실하고 자신 있는 이야기 보다는 웃으시면서 "지금보다는 훨씬 좋아는 지지만 중요한 것은 얼마나 자연스럽게 되느냐가 더 중요하다"고 말씀하셨습니다. 정말 동감(同感)이 가고 신뢰가 되는 말씀이었습니다. 그래서 무조건 눈밑지방제거 수술 받기로 정하고 예약을 했습니다.

눈밑지방수술예약 날에 약간 걱정되는 마음으로 수술대에 올랐습니다. 수술 전 원장님은 이 수술이 하나님의 도움으로 성공적으로 잘 되도록 해달라는 하나님에게 간곡하며, 간단한 기도를 해 주셨습니다. 저는 종교를 갖은 사람은 아니지만, 원장님의 이러한 간곡한 마음이라면 최선을 다하리라는 믿음과 함께 마음의 안정을 갖게 되었습니다. 그리고 감사하게 생각했습니다.

약간의 마취 주사가 따끔 했고, 수술 중에는 약간의 무거운 둔통이 있었지만 그리 아프지는 않았습니다. 더욱더 친절하신 말씀으로 수술 도중에 몇 번이고 아프냐고 물으시고 조금 아프다고 하면 추가 마취를 해 주셔서 아픔을 그리 느끼지 못 했습니다. 다만 살이 타는 듯 한 냄새가 났습니다. 수술은 양쪽 하는데 한 시간 조금 더 걸린 것 같고, 몇 번이고 앉았다 누웠다 하며 눈밑지방재배치를 하였으며, 여러 사람에게 물어 가면서 미세 조정, 교정 수술을 하고, 세밀하고, 성의와 정성으로 최선을 다 하셨습니다. 원장님께 다시 한 번 감사를 드립니다.

눈밑에 살색테이프를 붙이고, 색안경을 쓰고 집에 돌아오니 다들 깜짝 놀라는 것이었습니다. 수술한다는 이야기를 안 했기 때문입니다. 약 1주일 동안은 약간 얼굴이 붓고, 눈에 이물감이 있었습니다. TV. 컴퓨터, 책 등을 금하라는 주의사항은 있었습니다만 부득이 조금 무리했더니 눈에 이물감이 좀 심하고, 눈이 피로했습니다. 원장선생님께 전화로 여쭸더니 눈물약을 사서 넣으라고 하셔서 넣었더니 많이 좋아지더군요. 생활에는 큰 지장은 없었고, 4일 후가 되니 관심 없는 분들은 수술한 것을 잘못 알아보았습니다. 이제 근 1달이 되었는데 보통 사람은 수술한지 잘 모르고, 관심이 있는 사람이 보고 아주 좋아졌다고들 합니다. 내가 보아도 대단히 좋아졌다고 생각합니다. 심통궂은 인상이 없어졌기 때문입니다. 이제 색안경도 마음대로 쓸 수가 있게 되었습니다. 다시 한 번 원장님께 감사를 드립니다.

10. 웃을 때 튀어나오는 심술주머니 눈밑지방 제거!(2008-06-13)

20대 초반인 저로서는 웃을 때 튀어나오는 눈밑지방 때문에 고민이 많았습니다. 듣는 얘기로는 나이가 들면 생기는 경우가 대부분이라던데 혹은 심술주머니라는 말도 많이 들은 터라.

생활하는데 지장은 없었지만, 성형이라는 게 자기만족이라고들 하잖아요. 저는 그게 콤플렉스 아닌 콤플렉스라 눈밑지방제거 수술을 결심하게 되었고, 일단 인터넷 검색창에 "눈밑지방제거"를 검색하였더니 여러 병원 중 '김성완 피부과' 홈페이지에 들어가게 되어 알아보았더니, 수술경험이 가장 많을 뿐더러 눈밑지방제거 수술에 관한 논문도 내시고, 기사들을 읽어보니 TV며 신문에도 나오셨더라고요. 다수 사람들도 김성완 피부과에서 수술을 받고 많이 좋아졌다고 하셔서 이 병원을 선택하게 되었고, 예약을 하고 떨리는 마음에 찾은 병원 수술대에 누워 만감이 교차하는데 수술 시작 전에 해주셨던 기도에 힘이 났습니다. 왠지 모두 잘될 것 같은 기분도 들었고요, 수술하는 중간 중간 섬세하게 체크해 주시는 부분에 혹, '잘못되면 어떠하나'라는 생각도 작아졌습니다. 사실 수술하는 동안 마취가 제일 겁나고 아프더군요. 그후 아픈 건 못 느꼈지만, 지방 타는 냄새가 코를 찌르는데 좀 뭐랄까, 머리카락 태우는 냄새 같았다고나 할까.

무사히 눈밑지방재배치 수술은 끝났고, 수술당일 집에 귀가하여 얼음찜질을 열심히 하고 병원에서 말한 주의사항을 지켜 생활한 이틀째 ,수술당일 붙여주셨던 눈밑에 테이프가 거치적거리면서 눈이 더 부었었죠. 그외 그리 불편한 점은 없었습니다. 수술 2일 경과 후 테이프를 떼어내고 경과를 보러 병원에 와서 테이프 뗀 얼굴을 보니 아직은 부기가 있는 상태라 뭐 이렇다 저렇다 말하기는 좀 그렇고 테이프만 떼어냈는데도 속이 다 시원하더라고요. 그 후 대략 2~3주 정도 부었다 빠졌다는 반복했고 2달이 된 지금은 부기는 하나도 없으나 잔주름이 조금 생기고 아직 눈밑이 시커멓게 보여서 다크서클이 있어 보입니다. 아! 물론, 눈밑지방제거는 잘 되어서 수술 전 눈밑지방은 모두 없어졌습니다. 선생님께서 주름은 좀 더 지켜봐야 하신데서 기다려볼 생각입니다.

11. 눈밑지방제거 수술, 진주에서 방문하여 수술 받았어요, 기억 하실런지(2005-01-12)

그동안 안녕하셨어요?

11월 18일 쯤 눈밑지방제거 수술은 한 적이 있습니다. 보름 후 찾아가 뵙기로 했는데 연락도 드리지 못하고 죄송합니다. 수술 후 크게 붓는다든지 멍도 전혀 없었고요. 우려했던 출혈이나 통증도 없었답니다. 수술 들어가기 직전까지 겁먹어 너무 떨었는데 정말 아무것도 아닌 것에 (아프다거나 부기, 멍 등 전혀 없어) 감사 또 감사 드려요. 수술 후 3일째부터 한 3~4일 약간 눈 주위가 붓더니 괜찮아지더라고요. 올라가서 뵙고 감사드려야 하는데 사는 곳이 먼 진주(이해하시죠)라 쉽지도 않고, 병원 식구분들의 친절 또한 고맙습니다. 요즘은 거울보기가 즐겁답니다. 감기 조심하시구요 2005년 새해 복 많이 받으세요.

2-2. 눈밑지방제거 추천(눈밑지방제거 잘하는 병원)

1. 친구들에게 적극 소개하는 눈밑지방제거 수술 잘하는 병원(40대 후반, 3년 후, 2010-01-05)

동남아 태국에서 12년 있다가 온 48세 남자입니다.

지인 소개로 눈밑지방제거수술 전문병원으로 알려진 김성완 피부과에서 눈밑지방수술을 받았는데 그전보다 친구들이 '10년은 젊어 보인다'는 이야기를 해서 저도 친구들을 적극적으로 소개하고 있습니다.

벌써 3명이나 이곳 병원으로 추천했습니다. 원장님이 경력이 많으셔서 그런지 믿음도 생기고, 시술 후 눈모양도 어색하지 않고 좋습니다. 현재 시술 후 3년이 지났는데 너무 만족하고 있습니다. 원장선생님께 감사드립니다.

2. 아래로 늘어지는 지방, 눈밑지방제거 시술로 말끔히 해결   5

월 19일 눈밑지방제거 수술을 했어요. 전 이제 28살인데 어릴 때부터 눈밑이 까맣게 그늘져 있다가, 20대 후반이 되니깐, 점점 지방이 아래로 늘어지더라고요. 더 늦기 전에 해야겠다는 생각에 인터넷을 뒤져보다가 김성완 피부과를 선택하고 진료보고 수술하게 되었어요.

금방 끝난다는 건 알았지만 막상 당일은 무섭더라고요. 나름 수술이니까요.ㅋㅋ 그래도 원장님께서 기도도 해주시고, 안심하고 편안하게 잘 끝났습니다. 아프지도 않고요. 금요일 오후에 수술해서 토요일, 일요일 쉬고 월요일에 출근하는데 별 무리가 없었어요.

항상 렌즈를 꼈었는데 안경 쓰고 가야하는 불편이 있긴 했지만 잘 아물려면 주의사항을 잘 지켜야겠죠!!^^

눈밑이 어색한 느낌이 아직(현재 11일 지남) 있긴 하지만 크진 않고요, 부기도 거의 빠진 거 같아요.

만족스러운 수술이었어요. 이런 수술은 처음 받아보는 거라서 걱정을 많이 했었는데 결과가 잘된 거 같아서 다행이에요. 주변에서 잘 모르더라고요, 무슨 수술을 했는지.ㅋㅋ

고민하시는 분들. 해보세요!! 강추에요.~~~^^

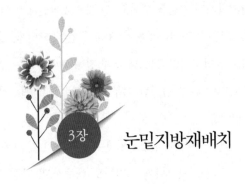

3장 **눈밑지방재배치**

3-1. 눈밑지방재배치 후기

1. 내 비즈니스를 자신감 있게 바꾸어 준 김성완 선생님의 눈밑지

방재배치(2014-01-20)

눈밑지방으로 인해 피로하고 심술궂은 인상으로 인해 첫인상이
중요한 비즈니스 업무(자영업)를 수행하는데 있어 매우 불만족스
러운 상황에서 시술을 결심했습니다. 수술 중에 자주 좌우대칭을
봐가며 꼼꼼하게 수술하시는 원장님과 직원들의 환자를 위하는
모습이 너무 고마웠습니다.

이러한 눈밑지방재배치가 끝나고, 시술 후의 1개월 동안은 외

부업무를 보는 입장에서 전화로만 상담하고 직원들에게 지시하여 업무처리를 하는 것이 불편하였습니다. 그러나 그후 내 모습은 5~8년은 젊어져 나의 업무생활에 있어서 자신감을 갖게 해주었고, 좀 더 일찍 수술을 하였더라면 좋았을 걸 하는 아쉬움까지 느끼게 해주었습니다. 수술 후에도 이물감 같은 불편함에 병원 방문시에도 원장님이 세심하게 리터칭하여 주시어 그렇게 고마울 수가 없었습니다.

전 직원의 친절함에 다시 한 번 감사함을 표현하며, 딱 한가지의 아쉬운 점은 협소한 주차장 사정으로 차량 이용자들의 불편함이 있을 것 같아 아쉽습니다. 김성완 피부과 감사합니다!^^

2. 결혼을 앞두고 완벽시술, 눈밑지방재배치^^(30초반 2013-12-08)

안녕하세요!

저는 결혼을 앞두고 눈밑지방, 다크서클 고민 때문에 눈밑지방 재배치 수술을 결정하게 되었습니다. 지인의 소개로 고민도 없이 상담을 하러 가서 눈밑지방수술예약을 하였고 워낙 유명한 병원이기에 예약환자가 많아서 1달 정도 기다린 후에야 시술을 하게 되었습니다.

사실 결혼식을 앞둔 터라 하루라도 빨리 시술하기를 원했지만, 상담실장님께서 젊은 사람들은 1달이면 다 괜찮아진다고 상담해

주셨습니다.

시술 후 테이프를 뗐을 땐 심하게 왼쪽이 부어서 걱정을 많이 했지만 1주일이 지난 후 병원에 방문하여 주사와 약을 먹고 부기가 많이 가라앉았습니다.

결혼식을 앞두고 마음이 많이 불안했는데 완벽하게 예쁘게 시술해주셔서 너무 감사합니다! 또 병원 간호사 분들 완전 친절하세요!!

지인 소개로 고민 없이 김성완 피부과로 결정하였는데, 역시 '소개할 만하다'라고 느꼈습니다. 요즘 주변 친구들도 저보더니 눈밑지방, 다크서클 상담하겠다고 자꾸 병원 물어보아요!!

앞으로도 많은 환자분들 예쁘게 해주세요. ^^

3. 엄마, 동생과 함께 한 눈밑지방재배치(2013-11-09)

40대가 접어드니 눈밑지방으로 인해서 나이도 더 들어 보이고 생기도 없어 보여서 눈밑지방제거 수술을 하고 싶었지만 겁이 나서 하루 이틀 계속 미루다가 예전에 동생과 엄마가 눈밑지방재배치 수술을 했던 김성완 피부과에서 상담을 받았습니다.

동생은 젊어서부터 눈밑지방이 볼록 올라와서 수술했는데 너무 예쁘게 잘 되어서 인상이 밝게 변했고, 엄마는 지금 연세보다 훨씬 젊어 보인다는 말을 많이 들었습니다.

원장선생님께서 인상이 너무 좋으시고 꼼꼼하게 잘 설명해주셔서 바로 예약하고 시술을 받았습니다.

수술당일은 컨디션이 너무 안 좋아서 걱정이 많이 되었고 그래서인지 시술시간이 길게 느껴졌던 것 같습니다. '앉았다 누웠다'를 몇 번 반복하는 게 힘들었지만 세심하게 정성을 다해 수술해주시는 선생님께 너무 감사했습니다. 아픈 정도는 참을 만했습니다.

수술 후 10일째 되던 날은 얼굴이 많이 부어올라 고생을 하기도 했지만 시간이 지나면서 주변에서 눈매가 훨씬 선명해 보인다는 말을 듣기 시작하면서 시술에 만족을 하고 안심이 되었습니다. 나이가 있어서 지방을 뺀 곳에 주름이 조금 생겨서 병원에 다시 가서 상담을 받았는데 별다른 추가 비용 없이 주름치료를 서비스로 해주셔서 시술 후 서비스도 매우 만족하고 행복합니다.

4. 눈밑지방재배치로 남들 모르게 예뻐지게 해주셔서 감사해요!(30대 중반, 2013-10-22)

안녕하세요!

저는 어려서부터 외모에 자신감이 없고 그렇다고 성형수술을 할 정도로 미용에 많은 관심은 없었던 30대 중반의 주부입니다. 시술할 때는 많이 걱정도 되고 또 수술시간이 생각보다 길어서 힘들었던 부분이 있었습니다. 당시에는 생각보다 눈밑지방재배치 시간이 길어져서 왜 이렇게 오래 걸리지 뭐가 잘못된 건 아닐까라는 생각이 있었지만, 시술 후 돌이켜 생각해보니 '그만큼 원장님이 꼼꼼하게 완벽한 눈모양이 될 때까지 환자를 봐 주시는구나'라는 생각이 듭니다.

일단 제 자신감이 커지게 된 것 같아서 너무 기쁘고요. 제일 중요한 건 주위 분들이 뭔지 모르게 예뻐졌다고 하는데, 제가 시술했는지는 몰라서 남몰래 예뻐진다는 말이 어떤 건지 알게 되었답니다. 어색하지 않게, 티나지 않게 원래 내 눈처럼 해주셔서 너무 감사하구요, 또한 주름이 진부분에 주름개선치료를 해주셔서 너무 만족합니다.

제가 기독교신자인데 시술 전 기도해주셔서 마음을 안정케 해주셔서 감사드리고, 원장님과 모든 간호사 선생님들께 하나님의 은혜 함께 하시길 바라며 은혜 가운데 세움을 받은 병원이 되길 기도합니다. 정말 감사드립니다.

5. 눈밑지방재배치를 하고 난 후(50대 초반 남성, 10개월, 2013-10-14)

시술 전에는 눈밑지방이 보기도 좋지 않아서 시술해볼까 고민하다가 여러 번 포기했었다. 운동하는 것을 좋아한지라 친구의 권유로 마라톤을 하게 되었다. 마라톤을 마치고 거울을 보니 눈밑지방이 상당히 심해졌다. 운동 후 심해 보여 또다시 시술 결심을 해 인터넷에서 눈밑지방재배치 시술을 잘하는 곳을 찾아보았다. 김성완 원장님의 수술경력이 좋은 것 같아 병원을 찾아 시술을 받았다. 친절하게 수술을 잘해주셨다. 수술결과도 만족스러웠다. 수술 후 1주일 동안은 눈이 뻑뻑해서 불편했다. 수술 1달 후부터는 자연스럽게 수술이 된 것 같아 만족스러웠다.

6. 모든 면에서 만족하는 김성완 피부과 눈밑지방재배치 수술(30 대 중반, 2013-10-08)

눈밑이 처져 보이고 이것 때문에 나이보다 더 들어 보이는 첫인상 때문에 저는 항상 고민이 많았어요. 친구들이 '넌 항상 피곤해 보인다'는 소리도 자주 들었고, 그렇게 해서 눈이 피곤해보이고 처짐에 대해 인터넷으로 알아보다가 김성완 피부과를 알게 되었고요. 일단 상담을 먼저 갔었는데 실장님의 자세한 상담에 바로 해야겠다고 맘을 먹고 시술날짜를 예약하였습니다.

원장선생님께서는 바쁘셔서 상담할 때 보지는 못했지만 실장님이 5,000천 건 이상 시술을 하셨고 18년 동안 눈밑지방제거 시술을 전문으로 하신 박사님이라고 말해주니 그냥 해야겠더라고 결정 내리게 되더라고요.^^ 시술시간도 짧고 선생님의 섬세함과 자상함으로 편안하게 시술을 받을 수 있었어요. 눈밑지방제거재배치 시술 후 주변 친구들이나 지인들이 인상이 많이 밝아져 보인다는 소리도 많이 들었고요. 지금은 너무너무 좋습니다!!

시술 직후에 막상 집에 가니 세수나 사후 관리에 대해서 걱정이 되었어요. 시술 당시엔 정신이 없어서 제대로 물어보지도 못하고, 그래서 바로 병원에 전화를 했어요. 그랬더니 친절히 하나하나 설명해주시고 여러 번 물어봐도 또 말씀해주시고, 저 때문에 많이 귀찮으셨을 텐데 일일이 말해주셔서 너무 감사하구요 또한 안심하고 잠잘 수 있었어요. 정말 모든 면에서 아주 만족스러웠습니다. 적극 추천해요~!!

7. 반영구적 눈밑지방재배치 하고 예쁜 눈밑 애교살까지 가지게
되었어요(수술 후 3개월, 2013-09-25)

눈밑지방으로 나이가 들어 보여 고민하다, 인터넷 검색하다가 우연히 김성완 피부과에서 올린 시술후기를 읽게 되었다. 보는 순간, 눈이 동그래졌고 차츰 더 읽어 내려가던 중, 우리나라 제일의 레이저 시술로 최고라고 또 반영구적 눈밑지방재배치 시술이라는 점에 너무 반갑고 기뻤다. 다른 병원에서 하는 시술과 비교 검색 후 이곳으로 결정을 내린 후 병원을 찾고 시술날짜를 예약했다.

시술은 간단했다. 부분 마취를 하고 레이저로 절개를 한 뒤에 레이저로 지방을 지지며 제거가 되었다. 선생님께선 세심하게 앉았다 누웠다를 반복하시며 양쪽 비율을 맞추면서 눈밑지방재배치를 예쁘게 눈밑 애교살까지 살려주셨다. 그리곤 봉합하지 않는 시술로 간단하게 끝내셨다.

시술 후에 조심해야 할 주의점 등 2주 후에 정상적인 생활, 1달이 되니 더 자연스러워지고 3개월이 된 지금. 예쁘고 훨씬 젊어진 제 모습에 사는데 활력이 넘치는 생활을 하고 있다.

따뜻하고 부드러운 선생님! 예쁘게 해주셔서 너무 감사드리고, 병원 번창하시길 기원합니다.

8. 반영구적 눈밑지방재배치, 15년이 지난 지금도 수술 후 그대로 의 모습이네요(50대 중반 여성, 2013-09-14)

15년 전 얼굴에 있는 점을 빼러 왔다가 옆에 있던 분이 눈밑지방을 제거하러 병원을 방문하였다고 했다. 그런 게 다 있나 하고 상담을 했더니 눈밑지방이 많아서 제거하고 나면 나이가 어려 보인다고 하여 시술을 받았다. 지방에 사는 나는 눈밑지방재배치 시술을 하고 바로 5시간이나 걸리는 집으로 내려갔고 다음날부터 정상적인 생활을 했다.

시술을 할 때나 시술을 하고 난 이후나 불편한 점이 별로 없어서 눈밑지방제거 시술을 어렵지 않은 시술이라고 생각하고 있다. 매일 만나는 이웃들도 내가 얼굴에 무엇을 했는지 묻는 사람이 없을 정도로 생활하는데 불편함이 없었다. 나이 차이가 많이 나지 않는 부부인데, 사람들은 많은 부부인줄 안다. 아무래도 남편의 눈밑지방 때문에 그런 게 아닌가 하며 오늘은 남편의 눈밑지방제거 하러 남편과 함께 왔다.

원장님의 실력을 믿으니 남편도 나처럼 수술이 잘될 거라고 믿는다. 수술 이후에도 아무 탈 없이 좋은 모습으로 바뀌기를 기도한다.

10. 일본에서 와서 받은 눈밑지방재배치!(40대 중반 여성, 2012-12-12)

저는 업무관계로(대학교) 밤늦게까지 논문을 쓰거나 바쁠 때는 식사조차도 제대로 하지 못한 적이 많았습니다. 그래서 인지 언제나 피곤이 얼굴에 표정으로 드러날 때가 많았습니다. 특히 잠도 잘 못자고 늘 피곤해서 그런지 눈밑에 노폐물이 많이 쌓여있는 것처럼 눈밑에 지방이 불룩 많이 나온 것 같아 보였습니다.

눈밑지방 때문에 동료들한테도 평소에 피곤해 보인다는 말을 많이 들었습니다. 그래서 눈밑지방을 어떻게든 치료받아야겠다는 생각에 여러 가지 방법을 알아보게 되었습니다. 그래서 이 병원을 알게 되었습니다.

처음에는 반신반의 하면서 시술을 받았는데 지금은 눈밑지방재배치 시술 받은 지 3개월이 경과되어 회복도 정말 잘 되어있고 대단히 만족스럽게 생각합니다. 원장님과 스텝 분들이 정말 친절하게 대해주시어 한국에서는 보기 드문 병원이라고 생각합니다. 무엇보다 원장님의 기술이 정말 최고라고 생각합니다.

11. 눈밑지방재배치, 멀리 미국에서 믿고 찾아간 보람이 있었어

요(40대 초반, 10일 후, 2012-03-02)

항상 어렸을 때부터 눈밑에 지방이 있는 게 고민이었던 중에 우연히 미국에서 사람들에게 눈밑지방재배치 전문병원인 김성완 피부과를 소개받았습니다. 힘들게 휴가를 내어 시술을 받았습니다.

간단한 마취와 함께 시작된 수술은 처음에는 뒤로 젖혀 있는 게 힘들었지만 아주 큰 고통은 없었고, 수술 후에도 큰 진통은 느끼지 못했습니다. 첫날에도 부을 수 있다고 해서 조금 머리를 높게 자라 해서 부기도 없었습니다.

수술 2일 후, 붕대를 풀었을 때 눈밑에 약간 테이프자국과 멍이 조금 있었을 뿐 한쪽 눈에 약간 막이 낀 것처럼 뿌옇게 되었는데 안약을 넣고 나선 괜찮아졌습니다. 걸을 때나 계단을 내려올 때 눈을 밑으로 보고 걸어야 하는 경우 약간 댕기는 느낌은 있었지만 그다지 불편함은 느끼지 못했습니다.

5일 후, 세안이 자유로웠고 샤워도 할 수 있었습니다. 눈밑도 자른 게 아니라 너무 깔끔하고 자연스러웠습니다. 위험 부담도 없고 선생님과 간호사 언니도 친절하셔서 수술 회복기 내내 편안함을 느꼈습니다.

2주 후에 귀국하는데도 전혀 지장이 없었고, 제가 말하지 않는 이상 사람들이 전혀 못 느낄 정도로 너무 자연스러웠습니다. 눈밑 지방이나 다크서클이 고민이신 분 적극 추천합니다.

12. 눈밑지방재배치 후 부모님이 더 부러워하셨어요(30대 초반, 6개월 후, 2011-11-26)

안녕하세요. 저는 31살로 눈밑지방재배치 시술을 받기에는 약간 어린(?) 여자입니다.

안경을 10살부터 20년 넘게 써서 사실 눈밑지방보다는 안경자국 이라고 생각하고 살았어요. 그러다가 5월 28일에 눈밑지방제거재 배치 시술을 받았습니다. 이유는 여름휴가 때 시력교정을 받기 위해서요. 사실 주말 이틀간 쉬고 출근해야 하는 두려움이 있었지만, 시간적 여유가 없어 반신반의 하면서도 이 눈밑자국이 너무 싫어. 시술을 받았습니다.

처음에 김성완 피부과를 알게 된 경로는 친구와 수다 떨다가 이 게 안경자국이 아니고 지방이 찬 거라는 걸 알고 인터넷 검색을 통해서 입니다. 눈밑지방이라는 게 저희 부모님 세대 분들은 많이 하시는 시술이더라고요. 사실 다른 곳에서 상담을 받았었는데 주로 성형외과에서 많이 하는 시술이라 성형외과 쪽으로 접근해서 상담을 해주시는데 그렇게 마음에 들지도 않았어요. 그리고 재방문을 해서 실밥제거를 꼭 며칠 뒤에 한다는 것도 내키지 않았고요. 그렇게 상담을 받다 마지막으로 여기 피부과에 와서 상담 받고 바로 예약을 했습니다. 무엇인가 알 수 없는 믿음(??), 시술날도 뭐 그렇게 긴장하지 않고 와서 진통제 먹고 수술대에 올랐는데 선생님의 기도로 시술이 시작됐습니다. 종교가 없는 저지만 더 편안해지니 좋았어요. 분명히 제 눈에 무엇인가를 하는데 하나도 안 아팠어요. 저 겁 진짜 많아서 내과 가서 주사 맞는 것도 아프거든요. 계속 앉았다 다시 누웠다 양쪽 지방을 비교해서 계속 꼼꼼히 봐주시는 거 보고 놀랐어요. 그렇게까지 꼼꼼히 봐주실 줄은 몰랐거든요. 나중에 알고보니 눈밑지방재배치 하는 것이었으며 점점 더 믿음이 갔어요. 10시 예약에 시술 끝나니 12시가 넘긴 시간이라 저는 가만히 있으면 되는데 선생님과 보조해주시는 선생님은 많이 힘드시겠구나, 생각했어요. 그렇게 시술을 하고 주말 2일간 얌전히 찜질을 하면서 쉬고, 걱정했던 출혈은 전혀 없었어요. 3일 정도는 눈밑에 붙인 걸 떼지 말라고 하셨는데, 월요일 출근이라 솜뭉치 떼고 얼굴 나머지 부분은 세안도 하고, 기초화장도 하고 안경 쓰고 출근했습니다. 아무렇지도 않았다면 거짓말이고요 인상이 좀 딱딱해져서 사무실분들 전부 물어보시더라고요. 그래도 나중에 안경 빼고 깨끗해질 모습에 그냥 신나게 자랑했습니다.

그렇게 6개월이 지난 오늘, 11월 26일 저희 엄마 모시고 병원에 다시 왔어요. 지방에 계신 분이라 상담을 직접 받은 건 아니지만 엄마가 제 눈밑을 보시고 완전히 부러워하셨거든요. 지금 걱정에 사로잡혀서 시술 들어간 엄마, 하나도 안 아프니깐 걱정마시고요. 아픈 게 두려우신 분들도 전혀 걱정마시고 상담부터 받아보세요. 엄마 만족하시면 바로 아빠도 모시고 오려고요. 정말 김성완 피부과 만족합니다.

13. 예뻐진 저의 눈매 비밀은 눈밑지방재배치(30대 후반, 2달 후, 2011-11-11)

9월 14일 수술.

나이에 비해 눈밑지방이 심한 편이라 늘 콤플렉스였어요. 하지만 눈밑지방제거 수술을 받은 주위 친척들을 보면서 수술할 용기가 나질 않았죠. 속눈썹 사이로 보이는 선명한 바늘자국의 이모, 눈꺼풀이 뒤집힌 우리 할머니, 하나같이 눈매도 변하고 사나워진 느낌이랄까?

이런 저런 이유로 수술은 5년이나 미뤄져 왔답니다. 그런데 아이 친구엄마가 눈에 다래끼가 났다면서 빨리 거울을 보라는 말에 충격을 받고, 가까운 지인이 하는 피부과에서 상담을 했는데, 뭔가 믿음이 가질 않아서 여기저기 알아보고 인터넷으로 검색하던 중 김성완 피부과를 알게 되어서 상담을 받게 되었답니다. 사실 저는 엄청나게 의심 많고 소심한 성격이라 인터넷상으로 글들을 별로 믿지 않는답니다. 속는 셈치고 한 번 가보자는 생각에 병원에 들렀는데 상담 후 바로 수술을 예약했어요.

제 수술은 자그마치 3시간 30분이나 걸렸습니다. 지방을 제거하고 두 눈의 지방 균형을 맞추기 위해서 앉았다 누웠다를 얼마나 했는지, 원장님의 꼼꼼함에 너무너무 감동했답니다. 눈밑지방재배치 2주일 후 학부모 모임이 있었는데(수술은 비밀리에 했기에) 모두들 예뻐졌다며 비결이 뭐냐고 달려드는 바람에 얘길해버릴까 하다가 꾹 참았답니다.ㅎㅎ 수술을 말리던 엄마는 저의 달라진 모습을 보시고 '원장선생님을 업어주고 싶다'고 하셔요. 그 동안 늘 어두워 보이고 피곤해 보이는 제 모습을 젊고 생기 있게 바꿔주신 원장님께 무한 감사드립니다.

14. 끝까지 최선을 다해주시는 선생님의 세심한 배려! 눈밑지방재배치(40대 후반 3달, 2011-01-05)

피부는 팽팽한데 피곤하면 눈밑지방이 두드러져 고민하던 중 인터넷으로 김성완 피부과를 알게 되었다. 전화로 예약을 한 후 두려움 반 기대 반으로 남편과 병원을 찾았고, 원장님과 상담 후 바로 시술을 받게 되었다.

김성완 선생님의 기도로 수술이 시작되었고 기도의 힘 때문인지 마음이 편안해지고 떨리는 기분도 다소 진정됨을 느꼈다. 한쪽 눈밑을 하고 난 후 다시 다른 한쪽 눈을 하는 순서로 수술은 진행되었고 마무리가 될 즈음엔 일어나서 앉아보라고 2~3차례 하더니 양쪽 눈의 균형을 보셨다. 드디어 눈밑지방재배치 과정이 다 끝나고 수술 후 주의할 점 등이 적힌 주의사항과 약을 챙기고 2주 뒤에 내원하라는 말을 듣고 집으로 왔다. 다른 분들은 1달 후에 오라는데, 왜 2주후에 오라는 건지. 여쭈어 보니 왼쪽 눈밑이 더 처져서 보시려고 한다고 말씀해주셨다. 2주후에 가니 왼쪽 눈이 부기가 덜 빠져서 지방분해 주사를 맞고, 다시 3달 후에 갔다.

이번에는 왼쪽 눈이 구조상으로 더 처져서, 눈에 테이프를 3주 동안 하고 다시 내원하라고 하신다. 좀 귀찮았지만, 하라신 대로 열심히 테이프를 붙였고 다시 새해를 맞아 병원을 방문했다. 새해 인사를 건네시는 해맑은 선생님의 얼굴을 보니 기분이 절로 좋아졌다.

다시 자세히 보시고 이런저런 말씀을 해주셨고 주름치료로 마무리가 되었다. 마음에 드실 때까지 여러 번의 교정 시술로 끝까지 최선을 다해주시는 선생님의 세심한 배려에 다시 한 번 감사를 드린다. 끝으로 여러 번의 망설임 끝에 인지도가 있는 김성완 피부과를 선택한 탁월한 나의 결정에 만족감을 느끼면서 더욱 자신감 있게 새해를 시작한다.

15. 눈밑지방재배치 신뢰가 가는 병원과 원장님(60대 초반, 1달 후, 2010-11-30)

경인년 10월 28일 압구정 김성완 피부과를 첫 방문 상담하였다.

나는 70평생 병원이라곤 별로 간 일이 없기에 조금은 설레는 마음으로 노구의 몸으로 접수 창으로 갔다. 사실 며칠 전 메디컬 TV 전문채널 프로에서 우연히 눈밑지방제거 설명과 시술하는 김원장의 동영상을 지켜보았다. 저 정도로 단시간에 무혈 무통으로 단시간 수술이라면 나도 응할 수 있겠다 싶어 예약전화를 하였다. 생각보다 비싸다고 느꼈으나 눈밑지방재배치 수술과정과 간호원들의 협동 지원을 실제 체험한 지금 생각으로는 수긍이 간다. 특히 밸런스 등 후속 교정시술을 무료로 해주어 오히려 고마운 심정이다.

방문 첫 인상은 좋았다. 큰 병원은 아니지만 아담한 분위기에 개인적으로는 각실 책상에 성경책들이 놓여있거나 읽는 직원 모습에 신뢰감을 접할 수 있었다. 수술대 정면 벽에 "달리다굼" 붓글씨 큰 액자가 걸려있다. 외래어 같은데 어디서부터 읽어야 하느냐고 간호사에게 물었다. 곧 내심 질문이 창피했다. "달리다굼" 밑줄에 작은 글씨로 '마가 5장 41절'이라고 쓰여 있었다. 이윽고 TV에서 뵌 의사 선생님이 다가와 수술 전 간절한 기도를 해주셨다. 회복실을 나서면서 솔로몬의 오묘한 지혜의 솜씨를 체험 받은 것 같아 고맙습니다, 인사하고 곧장 택시로 향했다.

"달리다굼"은 "어린 소녀여 내가 네게 말 하나니 일어나라!" 모든 환자는 하나님의 은총으로 인간 의사를 수술도구로만 사용하기 때문에 누구나 곤경에서도 회복하여 일어날 수 있다는 소망을 주신다는 메시지로 교훈을 보여준 김피부과 병원을 세상에 널리 알리고 싶은 전도사로 이미 활동하고 있다. 나의 주변 많은 친구들이 병원 주소나 상호를 묻지만 3개월 후부터 공표할 생각이다.

김성완 선생님 그리고 간호직원 여러분들께 감사드립니다. 앞으로도 꾸준히 사랑으로만 환자들을 돌보아 주시길 소원합니다.

16. 눈밑지방재배치 후 빠른 회복과 감쪽같은 수술법(40대 초반, 7년 후, 2010-10-15)

약 6~7년 전에 눈밑지방재배치 시술을 받았습니다. 그때 나이가 30대 중반이었는데 눈밑지방 때문에 훨씬 나이가 들어 보이고 항상 피곤해 보여서 스트레스를 많이 받았습니다. 그래서 고민 끝에 김성완 피부과를 알게 되어 수술을 하기로 결정했습니다. 수술 후 정말 너무나 만족한 상태가 되었고 제 나이보다 10살은 젊어 보이는 슈퍼 동안이 되었습니다.

수술 후 회복기도 빠르고 너무 감쪽같아서 주변 사람들이 어딘가 바뀌기는 한 것 같은데 전혀 알아보지 못했습니다. 그냥 이전보다 피곤해 보이지 않고 너무 얼굴이 좋아졌다고 했습니다. 생활에 자신감도 생기게 되었고 수술을 해주신 김성완 원장님께 너무 감사드립니다.

17. 눈밑지방재배치 온 가족이 믿고 다 같이 받았습니다(40대 중반, 6년, 2010-10-04)

저는 6년 전에 너무 피곤하면서 이중 삼중으로 늘어지는 눈밑 그늘로 고민을 하던 중에 소문을 듣고 김성완 원장님께 시술을 받았습니다. 딸 부잣집의 4째인 저는 가족이 눈밑지방이 있어서 제 뒤를 이어 둘째 언니, 셋째 언니 그리고 아버지까지 김성완 피부과에서 눈밑지방재배치 시술을 받았습니다. 가족이 다 받을 정도로 시술에 만족하며, 오늘은 친구를 소개해서 시술을 받았습니다. 주변 사람들에게 널리 알리고 싶을 정도로 김성완 원장님의 오랜 시술 노하우는 누구도 따라 올 수 없습니다. 눈밑지방제거로 고민하시는 분들께 꼭 소개하고 싶습니다.*^^*

18. 피부가 얇고 좌우 지방량이 달라 수술이 남들에 비해 까다로웠던 눈밑지방재배치(2010-03-24)

아는 지인이 미국에 살고 있는데 어느 날 한국에 눈밑주름제거 수술을 받으러 온다는 소리를 들었다. 그리고 그 친구가 만족한다며 나보고도 상담을 한번 해보라고 권해주었다. 평상시에 피부가 얇은 편이라 눈밑이 항상 신경 쓰이던 나는 혹시나 하고 이 병원을 찾았다. 눈밑주름이나 지방은 보통 성형외과에서 외과적인 시술로 처치하는 것이라 생각했던 나는 별 기대 없이 병원을 찾았으나, 선생님과 상담 후 오히려 레이저 치료가 흉터도 없고. 시술 후에도 더 간단하다는 확신이 생겨 수술을 받았다.

피부가 얇고 좌우 지방량이 달라 수술이 남들에 비해 조금 까다롭다고 선생님이 말씀하셨으나, 다양한 경험이 많으신 선생님의 꼼꼼한 눈밑지방재배치로 수술 후 나는 자신감을 찾게 되었다. 그 전에는 사진을 찍으면 항상 눈밑이 피곤해보이고 그늘이 져 신경을 썼으나 지금은 자신 있게 사진을 찍을 수 있게 되었다. 다른 성형외과를 찾지 않고 이 병원에 오게 된 것이 참 다행이다.

아는 친구들은 예전에 비해 더 생기 있어 보이고 예뻐졌다는 말을 하면서도 무엇을 했는지는 전혀 눈치를 채지 못하는 것을 보고 다른 외과적 시술 후 바깥출입이 꺼려지는 것을 걱정하는 분들께 자신 있게 권하고 싶다.

19. 반대하셨던 엄마도, 나도 웃게 만든 눈밑지방재배치 시술(30대 후반, 2009-12-23)

전 항상 눈밑지방이 눈에 많이 거슬렸습니다. 남들은 잘 모르겠다며 신경 쓰지 말라고 했지만 여러 군데를 알아본 결과 김성완 피부과로 결정하게 되었습니다. 얼굴이 작고 살이 없는 편이라 혹시 더 꺼져버려 나이가 더 많이 들어 보이면 어쩌나 하고 내심 걱정을 많이 했습니다.

눈밑지방시술과정은 생각보다는 아프지 않고, 원장님께서 눈밑지방재배치 치료 중에 꼼꼼히 아주 잘 살펴가며 중간 중간 "잘 됐다" 하시는 말씀에 마음이 너무 편안해졌습니다.

며칠을 주의사항대로 지키려고 하니 조금은 힘들었습니다. 첫날 양치하다가 눈에서 피가 나와 얼마나 놀라고 당황스러웠는지. 늦은 시간이었지만 원장님께 전화드렸더니 친절히 여러 가지 주의사항을 알려주셨습니다. 피는 얼음찜질을 하니 금세 멈췄습니다. 놀란 가슴을 진정시키고, 1주일은 애들도 근처에 못 오게 했습니다. 지금은 1달째, 아무도 시술했는지도 모르고, 반대하셨던 엄마도 "야~~ 돈 들으니 낫네!!" 하시며 날 웃게 만드십니다. 하지만 눈밑주름이 예전보다 조금 눈에 띄는데, 2~3개월 지나면 훨씬 나아질 꺼라 믿는다.

많은 의사선생님을 만났지만, 너무 자상하고 친절히 대해주시는 원장님과 간호사 분들께 감사의 말을 전하고 싶다.

20. 정말 좋은 의술로 상처 없이 잘 수술해주신 눈밑지방재배치 전문 김성완 원장님(50대, 2009-12-01)

언제부터인가 불룩하게 나온 눈밑지방으로 거울보기가 싫었습니다. 주변에 수술한 사람의 상태를 주의 깊게 보고 듣고 늘 관심을 기울이고 있었습니다. 그만큼 나에게는 큰 고민덩어리였습니다. 그래도 직장관계로 수술로 인한 표시가 심할 것 같아 선뜩 결정을 하지 못하고 있었습니다.

어느 날 우연히 김성완 원장님을 TV로 보는 행운을 얻었던 것입니다. 우리나라 1인자 선생님이심을 알았고 망설임 없이 결정하고 수술을 결심했죠.

1주일 전에 예약하고 휴가 첫날 수술을 하게 되었습니다. 조금은 걱정도 되었지만 원장선생님을 믿었고 1시간 남짓 걸려 눈밑지방재배치 수술은 끝났으며 지방이 타는 냄새가 조금은 역했으나 평안한 마음으로 시술을 받을 수 있었습니다. 드디어 끝마치고 병원을 나서는데 많이 어지러웠으나 기분 좋게 병원문을 나설 수 있었습니다. 3일째까지 얼굴이 무척 부었고 그래도 안내문대로 지키며 살펴보고 있었습니다. 휴가가 끝나고 사무실에 출근했을 때에도 그 누구도 수술한 사실을 알지 못했습니다.

이제는 매우 만족하고 있으며 기분 좋게 살고 있습니다. 약간 왼쪽 눈이 많이 열린 듯 한 느낌이 아직 남아있으나 곧 괜찮아지리라 생각됩니다. 더욱더 욕심을 내고 싶은 것은 수술 후 불룩했던 부분이 주름이 생기고 퀭한 느낌이 있기는 하나 다음 휴가 때에는 꼭 주름치료를 하고 자신 있게 살고 싶습니다.

정말 좋은 의술로 상처 없이 잘 수술해주신 김성완 원장님께 다시 한 번 감사드리며 저와 같이 쉽게 결정하지 못하는 주변에 서슴없이 권해드리려 합니다.

김성완 원장선생님을 만나게 된 행운을 하느님께 감사드리며 친절하신 간호사님 들께도 다시 한 번 진심으로 감사드립니다. 다시 한 번 자신감을 갖게 해주신 원장선생님께 감사드립니다.

21. 피곤해 보이고 나이 들어 보이는 눈밑지방재배치(30대 초반, 2009-10-29)

"요즘 많이 피곤하니?", "실례지만 나이가 어떻게?"

최근 주위 사람들과 소개팅 자리에서 심심찮게 듣는 말이다. 그래서 참 고민이 많았던 나날이었다. 거울을 보니 눈밑지방이 심하지는 않았지만 인상이 피곤해 보이고 나이가 들어 보이는 것은 틀림없는 사실이었다. 그래서 인터넷에서 김성완 피부과를 알게 되었고 믿음을 가지고 내가 살고 있는 곳에서 먼 곳 이었음에도 이곳을 찾았다. 첫날은 방문차 찾았지만 진료시간을 못 맞춰서 1시간 이상 기다렸다. 기다리면서 김성완 원장님께서 쓰신 칼럼을 보고 반드시 해야겠다고 확신이 섰다. 그리고 9월 25일 이른 아침에 첫 시술대상자로 원장님과 대면했다. 어찌나 친절하신지 역시 주님을 사랑하시는 분이라는 사실을 알았다. 마음이 편안했고 마치 교회에서 뵌 것처럼 낯설지가 않았다. 시술하면서 시작 전에 감사기도 해주시고 직원들을 위해서 기도해주시는 소리가 잔잔하면서도 힘이 느껴졌다. 정말 주님께 감사하다.

시술하는 내내 힘은 들었지만 잘될 거라는 확신에 잘 참았다. 눈밑지방재배치 하는데 대략 1시간 정도 걸린 것 같다. 얼음으로 찜질하고 주의사항대로 하려고 노력했다. 다음날 한 번 더 진료하고 집으로 내려갔다.

그런데 3째날 눈 주위로 피멍이 생겨서 고민이 많았지만 눈밑지방이 사라진다면 이것쯤은 아무것도 아닌 거라며 내 마음을 바꿨다. 그러다가 며칠이 흐른 후 왼쪽 눈에서 뭔가 뚝 떨어졌다. 만져보니 피가 흘렀다. 겁이 나서 바로 원장님께 전화를 했다. 원장님은 편안한 목소리로 대처방법을 알려주시고 기도해주시겠다고 했다. 간간히 추석 연휴동안 이러한 일로 원장님을 귀찮게 하였음에도 원장님은 싫은 소리는커녕 걱정해주시는데 어찌나 미안하고 감사한지 모른다. 지금은 많이 편해졌다. 그리고 지방을 제거한 눈밑은 조금은 꺼져 보이지만 눈밑지방재배치는 참 잘한 것 같다. 오늘이 1달하고 조금 넘은 날이다.

항상 원장님과 함께 고생하시는 간호사 님들께도 고마움을 전하고 싶다. 원장님과 선생님들 감사합니다!

22. 인자하시고 믿음이 가는 의사선생님의 눈밑지방재배치!

(2009-10-20)

작년 만해도 괜찮았던 것 같은데 갑자기 올해 들어, 눈빛에 두툼하니, 너무 피곤해보이고 5년은 더 늙어보이게 하는 눈밑지방이 생겨서, 거울 보면 그 눈밑지방 때문에 속상하던 날들이었습니다. 처음에는 수술 같은 건 생각도 못했는데, 주위 사람들이 왜 그렇게 피곤해보이냐고, 눈밑지방이 눈에 많이 띈다고, 그래서 어떻게든 해결해볼 마음을 먹게 되었는데, 어디서 어떻게, 수술을 하느냐 혼자 고민하던 차에, 아는 분이 김성완 피부과에서 수술했는데 잘 돼서 너무 만족한다는 말을 하시는 걸 듣고 홈페이지를 열어보았습니다. 많은 분들의 시술후기를 읽고, 다른 곳은 알아보지도 않고 바로 김성완 피부과로 결정하고 전화해서 상담예약을 하였습니다.

상담선생님께 수술방법과 눈밑지방재배치 수술 후 일어날 수 있는 현상들을 설명 듣고 수술을 결정하였습니다. 드디어 수술하는 날 전날 잠을 푹 자야 회복에 도움이 될 것 같아 푹 자고, 아침도 먹고 병원으로 갔습니다.

잘못되면 어쩌나, 아프면 어쩌나, 내심 얼마나 초조하고, 불안하던지. 그래도 인자해보이시는 의사선생님을 무조건 믿고, 잘될 거라 생각하고, 마음을 최대한 편히 먹기로 했습니다.

통증은 수술 전 마취하느라 주사를 몇 번 맞을 때 약간 따끔한 정도 수술 중에는 전체적으로 욱신거리며 뻑뻑하게 살이 당겨지는 느낌이 조금 있었고요. 수술이 완료되고 나서도 여러 차례 누었다 앉았다를 반복하며, 눈밑지방재배치를 하였고 수술부위가 제대로 되었는지 확인 후 추가 시술이 조금씩 있었고, 마지막 선생님의 "다 됐습니다!" 하시는 말씀이 어쩌나 반갑던지.

수술 후 뜨거운 건 먹으면 안 되니 식사를 하고 가라며 맛있는 김밥도시락을 주셔서 완전 감동했고요. 수술하고 집에 올 때까지는 그렇게 아프지 않았는데, 좀 있다 마취가 풀리기 시작했는지 욱신욱신 수술부위가 쓰려오더군요. 지혈을 위해서 얼음주머니로 수술부위를 대고 있으라고 하셨는데, 누워서 얼음주머니를 양손으로 덮고 있기가 팔이 너무 아파서 냉동실 안을 뒤져보니, 추석 때 먹던 송편이 있어서 랩으로 송편을 두 개 연결시켜 싸서, 눈위에 올려놓으니 너무 편하더라고요. 수술부위의 통증은 얼어있는 송편을 올리니 훨씬 통증이 덜했고, 그대로 한숨 푹 자고 일어나니 통증도 많이 없어져서 별 불편이 없었습니다. 3~4일 정도까지 아침에 눈뜨면 부기와 눈곱이 심했는데, 1주일 넘어가니 저도 모르게 많이 자연스러워졌습니다.

지금은 1달째. 1달째가 제일 어색하다고 설명서에 적혀있었는데, 아무도 제가 수술했는지, 모르고요. 주름이 예전보다 조금 눈에 띄게 자리 잡았는데, 며칠 전 경과 보러 병원 갔더니, 2~3개월 지나면 훨씬 나아질 거라고 하시는 의사선생님 말씀에 안도하며, 완전 정상이 되는 그날을 기다리고 있습니다.

인자하시고 믿음이 가는 의사선생님 이하 친절하신 간호사 님들! 너무 감사드립니다. ~~

23. 수술한 흔적조차 없이 감쪽같이 눈밑지방재배치(20대 후반, 2009-10-14)

6월 중순, 레이저로 눈밑지방제거 수술을 했다.

난 20대 중반, 워낙 겁이 많다보니, 수술인지라 아플 것 같아 엄두도 못 내고 있었다가, 어느 날 뜬금없이 친구가 내 얼굴을 보며 '늙어 보인다'는 말 한마디를 했고, 나는 겁 없이 가서 당일 레이저 눈밑지방재배치 수술을 예약했다.

수술 중에 살타는 냄새가 살짝 쿵 무섭긴 했지만 친절하신 김성완 선생님과 예쁜 간호사 언니들 덕에 나는 수술을 잘 끝냈고 지금은 거울을 볼 때마다 깨끗해진 눈밑을 보며 행복한 미소를 짓는다. ^-^

내가 이 수술을 비밀리에 했었기에 가족들 외에 다른 사람들은 모른다. 하지만 사람들이 나를 볼 때마다 무언가 모르게 달라졌다고들 한다. 당연하지. 우둔해 보이던 눈밑지방이 없어졌으니. ~ㅋ

그만큼 칼을 대지 않는 수술이기 때문에 수술한 흔적조차 없이 감쪽같다. 수술 중간 중간에 의사 선생님과 간호사 언니들이 눈밑지방이 잘 빠졌는지 확인도 하시면서, ~~~

어머니와 이모는 성형외과에서 눈밑지방제거 수술을 하셨다. '흉터도 조금 남아있고 더 없애고 싶으시다'며 나를 볼 때마다 부러워하신다. 나는 더 늦기 전에 해야 한다고 말씀드리고 있지만~ ㅋㅋㅋㅋㅋㅋ 언젠간 엄마와 이모 손을 잡고 병원에 오리라.

망설이는 사람이 있다면, 두려워하지 말고 결정했으면 한다. 늦어질수록, 더 피부가 처지고 회복 속도도 느리다. 여하튼 나는 대만족이다. 이제부터는 관리가 중요하다. 나는 이제 피부관리를 시작했다.^^ㅋㅋ

24. 눈밑지방재배치 힘들었지만 그래도 예뻐질 수만 있다면,~(30대 초반, 2009-05-29)

힘들게 보내는 하루 일과가 내 눈밑을 어둡게 만들고 있었다. 화장품을 아무리 발라도, 그 어떤 화사한 옷을 입어도 눈밑의 그늘은 감춰지지 않았고 결국은 대인기피 증세를 보일 정도로 나를 힘들게 하였다. 그러던 어느 날 무심코 쳐다보고 있던 잡지책에서 김성완 피부과가 다크서클 전문병원이라는 기사를 접하게 되고 내가 바라던, 아니 찾고 있던 레이저 시술이라는 것에 끌리어 오게 되었다.

원장선생님께서는 아주 따뜻하게 나를 맞아 주셨고 나는 드디어 결정을 내리어 눈밑지방재배치 시술을 하게 되었는데, 우선 지금으로서는 아주 잘했다고 생각한다. 솔직히 비용 때문에 망설였는데 그런 마음은 온데간데 없고 사람들이 하길 잘했다고 말해주니 나는 더없이 즐겁고 좋다.

시술할 때는 조금 아프고 하고 나서도 2일 정도 무지 통증이 있었던 것 같다. 누군가에게 한대 맞은 것처럼 눈이 튀어나오는 것 같다가 눈동자가 멍 때리는 것도 같다가, 가장 불편할 때는 앞으로 조금이라도 고개를 숙이면 통증이 심하다는 것이다. 그래도 예뻐질 수만 있다면, 나는 앞으로 다크서클이 워낙 심한 편이라 치료를 몇 번 더 해야 할지 모른다. 자가혈 치료만으로 좋아지면 좋겠는데 워낙 유전적인 다크서클이라 걱정이 된다. 그렇지만 거울을 봤을 때 지금 너무 많이 좋아진 내 얼굴을 보며 아직 남아있는 다크서클을 1달 뒤에 보자 하시며 원장님과 작별한다.

수고하세요. 원장님^^ 제 동생한테도 얘기했어요. 임신중이라 아기 낳고 해보고 싶대요. 같이 데리고 올게요. ~~

25. 딱 1달 전에 눈밑지방재배치 수술과 다크서클, 주름치료를 한 날 다 했습니다(2009-05-11)

저는 20대 중반의 직장인입니다.

딱 1달 전에 눈밑지방재배치 수술과 다크서클과 주름치료를 한 날 다 했습니다. 수술을 하기 전에 정말 많은 고민을 하였습니다. 돈도 돈이지만 눈밑성형을 해서 이미지가 얼마나 바뀔까?

차라리 눈이나 코를 아니 턱을 하는 게 더 낫지 않을까 해서 정말 고민고민 하다 매일 아침 눈화장을 할 때마다 너무 스트레스 받아 진짜 결심을 하고 병원을 찾았습니다. 저는 그때 원장님이 아니라 손일영 선생님한테 상담을 받았었는데요. 아주 친절하게 설명을 잘해주셔서 이 병원에서 하는 게 좋겠다고 생각을 굳히게 되었습니다. 저는 직장인이라 회사에 사정을 말하고 금요일 수술을 받았습니다.

수술당일 원장님을 뵐 수 있었습니다. 다른 분들 말처럼 정말 친절하시고 인상도 너무 좋으시더라고요. 수술하기 전에 정말 기도도 해주셨습니다. 그리고 잔뜩 긴장한 상태로 수술이 시작됐고, 한 30분 정도는 정말 속으로 '내가 선택한 거야. 남들이 말려도 내가 한다고 한 건데 이정도 아픔쯤이야 견뎌야지' 하면서 속으로 계속 자기최면을 걸다걸다 결국은 눈물샘이 터졌습니다. 솔직히 제가 엄살이 심하긴 하지만 살짝 아프기는 하더라고요. 더 고통스러웠던 것은 눈밑지방재배치 중에 앉았다 일어났다 하는 거였어요. 어찌나 어지럽던 지요. 속으로 왜 하겠다고 한 걸까 하면서 제 자신을 꾸짖었습니다. 그렇게 1시간 눈밑지방재배치 후 1시간이 흐르고 다크서클이 심했던지라 자가혈 치료와 주름치료를 함께 병행하였습니다. 아 혈관 레이저까지 함께요.

그때는 너무 정신이 없어서 고맙다는 인사를 못 드렸는데요. 사실 쑥스럽기도 하고요. 검은 뿔테에 피부 아주 좋은 간호사 언니분 진짜 그날 감사했어요. 제가 너무 힘들어할 때도 위로 해주시고 제가 너무 아파할 때 손도 잡아주시고 진짜 진심으로 감사했어요. 아무튼 제가 처음에 들었던 말 '눈밑성형이 뭐 얼마나 바뀌겠냐'고 저처럼 생각하는 분들이 종종 있을 거라고 생각하는데요. 바뀝니다. ㅋㅋ 이제는 사진도 자신 있게 찍어요. 전에는 사진 찍으면 눈밑이 이상해서 진짜 스트레스 엄청 받았는데, 이제는 눈을 클로즈업해도 자신 있어요. 아직 다크서클이 남아있기는 하지만 암튼 90% 하기를 잘했다고 생각을 합니다. 원장님 예쁘게 해주셔서 정말 감사드립니다.

26. 눈밑지방 만을 제거하는 게 아닌 제거 후 눈밑지방재배치까지(2009-02-06)

12월 마지막 날, 눈밑지방제거 수술을 했답니다.

지금은 1달이 넘어가네요. 어릴 때는 몰랐는데 나이가 듦에 따라 눈밑이 그늘져 보이고 항상 피곤해 보이는 외모 때문에 스트레스를 많이 받았습니다. 사실 원래 다니던 피부과에 눈밑지방제거 수술을 예약해 놓은 상태였답니다. 막상 예약을 해놓고도 수술날짜가 다가오자 불안한 마음에 인터넷을 여기저기 알아보았죠. 그러던 중 김성완 피부과가 눈밑지방제거에 전문이라는 글들을 보게 되었고 일단 상담을 받아보기로 하고 찾아갔죠. 병원의 느낌은 너무나 따뜻했고, 원장님의 반짝반짝 빛나는 눈과 온화한 웃음이 제 마음을 너무나 편하게 믿음을 주셨답니다. 친절한 상담과 간단한 시술 방법을 듣는 와중에 뭐가 다른지 알게 되었습니다. 눈밑지방 만을 제거하는 게 아닌 제거 후 눈밑지방재배치까지 같이 한다는 것입니다. 눈밑이 꺼져 보이는 것에 걱정을 했었는데, 그 말에 해결되었고 지방이 다시 차오르지 않을 거라는 말에 수술날짜를 잡았답니다.

첫 번째 겁이 났던 건 멍과 부기의 정도였습니다. 사람에 따라 차이가 있겠지만 주의사항, 지시사항을 지키도록 노력했고 저는 수술 후 2일 후부터 부기는 없었습니다. 다만 한 가지 수술하면서 왼쪽 눈의 출혈이 잘 멈추기 않는 바람에 회복도 오른쪽에 비해 약간 더뎠고 약간 떠 보이는 듯한 느낌이 있습니다. 원장님께서 몰라볼 거라고 걱정 안 해도 된다고 하셔서 기다리고 있답니다. 이제 1개월이 지났고 가장 어색할 때라고 하셨기에 3개월은 더 지켜봐야지 만족도가 나오겠지요. 아무튼 사람의 믿음이 가장 중요한 것 같습니다. 김성완 피부과는 신뢰와 믿음이 아주 강한 곳입니다. 불안해하면 사람심리가 안 좋은 쪽으로만 생각하게 되잖아요. 점점 밝아져가는 인상에 기분이 좋아지고 있답니다. 원장님 감사합니다.

27. 눈밑지방재배치 후 외관상 좋아진 내 모습뿐만 아니라 자신감까지!(2008-11-17)

눈밑지방으로 사춘기 이후로 굉장히 스트레스를 받고 있었다. 생활연고지가 지방인지라 인근 병원에 가 봐도 별다른 효과가 없었다. 계속 답답해하던 중, 서울에 있는 언니에게 김성완 피부과 소개를 받았고, 원장님과의 상담 후 눈밑지방재배치 시술을 결심하게 되었다. 병원에서 주사도 잘못 맞는 나였기에 수술을 결정한 것이 그만큼 큰 스트레스를 받고 있었음을 역으로 증명해 주고 있다. 단순하게 생각하던 눈밑지방이 갈수록 커지면서 사진을 찍는 것도 기피하게 되고, 큰 뿔테 안경을 사람들 앞에서 벗을 수가 없었다. 간혹 안경을 벗게 되면 주변 사람들이 장난 섞인 농담들이 날 힘들게 했다. 수술당일 극도의 긴장감으로 수술을 해야 하는지,

포기해야 하는지 몇 차례 병원 문 앞만 서성였다. 수술을 시작하기도 전부터 공포감에 눈물이 마를 새가 없었다. 그러나 막상 수술이 시작되고 원장님의 차분한 설명과 안내로 조금씩 안정을 되찾을 수 있었고, 약간의 고통은 있었지만, 수술 후 자신감을 되찾을 수 있는 내 자신만 생각했다.

약 40분에 걸친 레이저 눈밑지방재배치 후, 수술이 성공적으로 끝났다는 원장님의 말씀 한마디로 정말 새로운 세상을 얻은 것 같았다. 직장에 다녀야 함으로 주위 사람들이 알아보면 어떠하나, 걱정했는데 진짜 감쪽같이 수술을 받았는지 눈치 채지 못했다. 수술 후 1달 정도는 매일 거울을 보면서 양쪽 눈밑이 짝짝이인 것도 같고 다시 지방이 생기는 건 아닐까 하는 불안감에 초조하기도 했다. 그러나 3개월이 지나야 모든 게 자리 잡힌다는 원장님의 말씀만 믿고 편안한 마음으로 기다렸다. 그리고 3개월이 지난 지금은 내 모습에 너무 만족한다. 사람들을 대할 때도 알지 못하는 자신감이 생겼고, 사진을 찍을 때도 당당하게 안경을 벗어날 수 있다. 외관상 좋아진 내 모습뿐만 아니라 이렇게 큰 자신감을 얻을 수 있었음이 더 큰 수확이 아닐까 싶다. 마지막으로 항상 편안한 웃음과 목소리로 날 격려해 주신 원장님께 감사하다는 인사를 드리고 싶다

28. 회복시간을 충분히 가지시고 난 후 눈밑지방재배치 수술을 하시길 추천!(2008-08-06)

표정이 없을 때는 눈밑지방이 눈에 띄지는 않지만, 웃을 때면 아래 볼록하게 튀어 나온 게 나이 들어 보이고, 피곤해 보였어요. 저만 그런 게 아니라 저희 엄마도 그러셨거든요. 엄마는 1년 전쯤에 다른 병원에서 피부를 약간 당기면서 눈밑지방제거 수술을 하셨는데 꽤 성공적이어서 저한테도 막 하라고 권하셨어요. 저는 겁이 좀 많아서 정말 고민을 많이 했는데, 집근처에 유명한 병원이 있다고 해서 결심을 하게 됐어요. 수술 1주일 전부터 금주를 하고, 비타민제랑 기타 약들을 안 먹었어요. 수술당일은 꽤 예민해 지더라고요. 잘못되면 어쩌나 부작용은 없나 하는 걱정들도 가족들한테 신경질도 부리곤 했습니다.

수술복을 입고 의사 선생님을 기다렸는데 의사 선생님의 인상이 너무 좋으시더라고요. 근데 선생님이 제가 긴장하고 있는 모습을 알아 채셨는지 종교가 있는지 물어보셨어요. 저는 기독교라고 말했더니 선생님께서 인자하게 웃으시더니 긴장하지 말고 같이 기도하자고 하셨습니다. 그러고 나니 긴장했던 제 마음이 그제야 풀리더라고요. 동시에 선생님한테도 감동했습니다. 그리고 옆에서 계시던 간호사분이 눈에 힘을 빼야 수술이 잘되고 덜 아프다고 하셔서 편하게 수술하려고 했습니다. 눈에 힘을 빼는 것이 수술의

한 가지 팁임을 말씀드리고 싶네요.

그리고 40분정도 지나 수술이 끝나고 선생님께서는 재차 양쪽 눈이 대칭이 되게 수술이 되었는지 확인해 주시고 수정해 주셨습니다. 눈밑지방재배치 수술하는 동안에 눈을 계속 뜨고 있어야 하기 때문에 수술 직후에는 눈에 초점이 잘 맞지 않고 얼룩덜룩하게 보여서 엄마의 부축을 받아서 집에 들어올 수 있었습니다. 집에 와서는 처방해준 약을 꼬박꼬박 먹으면서 얼음찜질을 계속 해주었는데 점점 부기가 하루하루 다르게 줄어들고 피가 섞인 눈곱이 여전히 나오기는 하지만 그것도 점차 줄어들고 있습니다. 오늘은 수술한지 5일째 되는 날인데 활동상에 큰 지장은 없지만 단지 불편한 점이 있다면 시선을 아래에 두는 것이 편하지 않다는 것이고 웃을 때 표정이 자연스럽지 않다는 것입니다. 그러나 그것 또한 점차 나아지고 있기 때문에 걱정하고 있지는 않습니다. 그리고 수술 직후에는 수술 부위가 빨갰는데 이제는 점차 파란색을 띠면서 멍이 들고 있다는 것을 알게 됩니다. 하지만 이미 수술을 하신 어머니의 조언에 따르면 그것은 금방 없어지기 때문에 걱정하지 않아도 된다고 하셨습니다. 저는 수술하기 전까지 너무 겁을 먹어서 수술결심 직전까지 고민도 많이 했었는데 막상 수술을 하고 나니 개운하고 후련한 느낌까지 듭니다. 지금 수술을 고민하고 계시다면 회복시간을 충분히 가지시고 난 후 수술을 하시길 추천해 드리고, 김성완 피부과에서 수술을 하신다면 더욱 안심하실 수 있을 것이라 생각합니다.

29. 눈밑지방재배치 때문에 대전에서 서울 갔습니다(2008-03-24)

20대를 보내는 시점에서 점점 얼굴에 관심이 많이 쏟게 되면서 느끼는 건 눈밑이 깔끔하지 못하다는 것이었다. 그렇다고 성형수술이라는 것은 아직 우리 가족에겐 생소한 것이었기 때문에 모두들 다독거리곤 했었다. 그렇게 20대가 흘러가고 30대에 접어들면서 점점 심각해진 눈밑 때문에 사진 찍기도 꺼려지게 되었다. 그러다 여동생이 먼저 눈밑 수술을 강남의 유명 성형외과에서 받았고, 훨씬 깔끔해진 인상에 나 역시 하고 싶다는 욕심을 가졌지만, 1년의 시간이 흐르면서 다시 부풀어 오르는 동생 눈밑을 보면서 망설이고 있던 중, 한 성형까페를 통해 김성완 피부과를 알게 되었다.

홈페이지에 들어가서 꼼꼼히 후기도 읽어보고, 전화 상담도 받아보고 하면서 재발되지 않을 거라는 확신을 받은 후, 용기 내어 수술예약을 하였다. 지방에 있는 터라 새벽차를 타고 병원에 도착하고, 지혈제를 먹고, 수술을 기다렸다. 이 순간은 정말 할까? 말까?의 갈등과 잘될까? 싶은 의구심까지 더해져 기다리는 시간이 1시간이 아니라 하루는 더 지난 느낌이었다.

수술대에 오르고, 원장님의 상담과, 잘될 거라는 말씀과 함께 누위있는 나에게 기도가 시작되었고, 약간의 마음의 안정을 찾았지만 여전히 두려운 건 사실이었다. 사실 수술은 마취주사가 좀 아팠고, 그후 마취가 돼서 느낌은 별루 없었다. 단지 지방 태우는 냄새가 좀 코를 자극했다. 수술 중 원장님의 계속되는 수술과정 등의 설명을 들으면서 수술의 진행상황을 알 수 있었다. 거의 40~50여분의 수술시간 끝에 한쪽 눈이 끝났고, 잠깐의 휴식을 한 후 다시 오른쪽 수술에 들어갔다.

어느새 2시간 가량이 흘러가고 다 되었다는 원장님의 말씀과 함께 앉아서 양쪽의 균형을 살펴보고, 다시 조금 조정한 뒤, 눈밑지방재배치 과정이 끝난 뒤, 회복실에서 얼음찜질을 한 것으로 수술은 완전히 끝났다. 그후 눈밑주름제거 및 탄력을 위해 레이저 치료를 받았고, 제정신이 아닌 나에게 실장님이 하나하나 살펴보면서 최상의 상태를 위해 원장님과 눈밑을 조금 더 조정한 뒤에야 집에 돌아올 수 있었다. 수술 후 하루 정도는 짜증이 날 정도의 통증과 이물감이 느껴졌고, 다음날부터는 약간의 부기와 이물감만 남는 정도에 그쳤다. 우려했던 눈가 멍이나 다른 이상은 없어서 정말 신기했다. 그렇게 3일이 지나고 테이프를 떼어내고, 다시 대전으로 돌아왔다. 조심해야 한다는 렌즈착용이나, 무리한 운동, 상체 높여 잠자기, 아침에 얼음찜질 등, 혹시나 하는 두려움에 열심히 했다.

그렇게 점점 부기가 빠질 무렵 사람들을 만나면 수술을 알아보지는 못하고 뭔가 변했다고 한다. 인상이 더 밝아졌고, 귀여워졌다고, 결혼 앞두고 더 예뻐졌다는 둥, 아직까지 수술을 밝히진 않았지만, 이런 말 들으면 왜 진작 하지 못했다 싶다.

1달이 지나면서 약간의 어색함이 드러나기 시작했다. 문의 전화를 해보니 1달에서 2달이 가장 어색하다고 했다. 3개월 정도의 여유를 가지고 서서히 자연스러워질 것이라고 하니 안심하고 지켜보고 있다. 무엇보다도 수술만 하면 된다는 식의 대충하려는 것이 아니라 최상을 위해 오래 걸려도 꼼꼼히 수술해주신 원장님과 더 꼼꼼히 살펴주신 실장님의 마인드에 감사드립니다.

30. 눈밑지방재배치 수술 후 현재 나의 얼굴은 화젯거리(2008-02-19)

옆 동 아파트 아줌마 소개로 김성완 피부과를 찾았다. 처음 상담한 날 실장님께서 친절하게 수술 후 경과와 상태를 자세히 설명해어 다른 사람의 사진을 보고 예뻐진 모습을 보고 수술하기로 마음먹었다. 수술은 생각보다 통증이 없었고 참을 만했다. 수술 후의 결과도 아직은 날짜가 20일 지났는데도 괜찮은 것 같아 주위 동료 직원에게도 설명을 많이 해주어 김성완 피부과에 대해 말을 많이 해주었다. 주위 사람들이 나의 얼굴 상태 보고 다음에 해보겠다고 많이 한다. 다음에는 눈밑주름살도 하고 싶은데 직장생활하다 보니 망설여진다.

눈밑지방재배치 수술 후 결과는 만족한다. 이마와 눈가의 주름도 시간이 나면 다음 기회에 하고 싶은데 얼굴에 자국이 오래가니 직장생활 하는데 망설여진다.

눈밑지방이 두툼해서 사진 찍을 때나 거울 볼 때 스트레스를 많이 받았는데 지금은 거울을 봐도 스트레스는 조금 덜 받는다. 처음에는 눈밑이 빨간 자국 때문에 주위 사람들의 눈이 신경 쓰였는데 지금은 자신 있게 말한다.

눈밑지방은 김성완 피부과가 최고라고 주위 사람에게 설명을 한다. 남자 직원은 자기 부인한테 해준다는 사람도 있고, 어떤 여직원은 내년 연휴기간에 한다고 하는 사람도 있고, 나의 얼굴이 화젯거리가 되었다. 재미있고 즐거운 생활이다.

31. 레이저 눈밑지방재배치로 불룩 솟았던 지방이 없어져서 한결 눈밑이 젊어 보이고 깨끗!(1달, 2007-12-31)

2007년 11월 22일 오후 2시 드디어 오매불망, 너무너무 하고 싶었던 눈밑지방제거 수술을 김성완 피부과에서 하게 되었다. 수술하기 전 고민도 많았다. 과연 효과가 확실할지도 궁금했고 그 나이에 '그냥 살지 뭐 굳이 수술까지 하려고 하느냐'는 친구들의 만류도 있었다. 그렇지만 어느 순간인지 거울만 보면 축 처진 지방살 때문에 기분이 울적해지고 피곤해 보인다는 소리도 자주 듣고 무엇보다 이젠 젊음이라는 자체가 나 자신에게서 떠나가는 것만 같아 왠지 서글펐다. '그래~ 저지르고 보는 거야!'

일단 결심을 하고는 인터넷을 뒤지기 시작했다. 네이버, 다음 등등 온갖 사이트와 여러 병원 홈페이지를 들락거린 끝에 최종적으로 김성완 피부과로 결정하였다. 무엇보다 눈밑지방 전문병원이라는데 믿음이 갔고 각종 매체 등등에 나온 인터뷰나 기사까지 읽어보고는 결심이 선 것이었다. 곧 압구정동에 있는 병원으로 가서 상담을 받았다. 환자들이 많아서 좀 기다리기는 했지만, 상담을 받을 수 있었다. 선생님이 그날 바쁘신 탓에 오랜 시간상담을 할 수 없었던 게 좀 그랬지만, 수술을 이미 결심했기 때문에 상관은 없었다.

마침 비어있는 시간을 잡아 바로 그 다음날로 수술날짜를 잡았다. 예약기간이 길어지면 혹 내 마음이 바뀌기라도 할까 봐서 이었다. 누구도 모르게 얼른하고 싶었다.

수술당일, 역시 기다리는 환자들이 많아서 조금 늦게 수술을 시작하게 되었다. 수술 전에 카메라로 수술 전 사진을 찍고, 미리 먹어둬야 한다는 약도 먹고 떨리는 마음으로 수술대에 누웠다. 이내 의사선생님과 간호사가 들어왔고 김성완 선생님의 기도로 수술이 시작되었다. 기도를 들으니 마음이 편안해지고 떨리는 기분도 다소 진정됨을 느꼈다. 기도의 효과랄까?

마취 주사를 놓을 때는 조금 아팠지만 참을 만했고, 레이저로 지방을 태우는지 코끝으로 냄새가 났다. 한쪽 눈밑을 하고 난 후 다시 다른 한 쪽 눈을 하는 순서로 수술은 진행되었고 마무리가 될 즈음엔 일어나 앉은 자세로 상담 선생님과 함께 양쪽 눈의 지방 뺀 것의 균형을 봐주시면서 수술을 끝냈다. 이렇게 눈밑지방재배치 수술을 끝내고 시간이 없어 주름레이저는 다음날 받기로 하였다. 이건 해도 되고 안 해도 되는 본인이 원하면 하는 것인데 아무래도 하는 게 이왕이면 낫다 싶어 하게 된 것이다. 주름레이저는 시간은 많이 걸리지는 않은 편인데 (약 바르고 시작해서 10~20분 정도), 눈밑지방 보다는 레이저로 주름을 제거할 때 톡톡 거리듯이 아팠다. 아얏~ 소리를 3~4번은 한 듯. 드디어 수술이 다 끝나고 수술 후 주의할 점 등이 적힌 주의사항과 약을 챙기고 (약은 약국에서 처방 받음) 1달 뒤에 내원하라는 당부말도 듣고 집으로 왔다.

수술 땐 경황이 없었는데 수술 내내 차근차근 설명하듯이 수술 내용을 가르쳐 주시면서 아프기라도 할까봐 "괜찮습니다", "잘됐습니다"를 연발하시며 환자의 마음을 편안하게 해주신 선생님께 감사드린다. 그런데 선생님 살은 좀 찌셔야겠어요? (인상도 좋으신데 좀 마르신 듯)

이제 수술한지 1달째 조심스럽게 수술경과를 지켜보았는데 나

같은 경우는 2주간 절대 조심하라는 병원의 주의사항을 잘 지킨 탓인지 어색했던 부기도 1주일 만에 거의 다 빠졌고 2~3주가 지나니까 거울을 봐도 확연히 불룩 솟았던 지방이 없어져서 한결 눈밑이 깨끗해 보이고 젊어 보인다. 완전히 자연서러워 질 때까지는 3개월이 걸린다고 하는데 눈밑에 수술한지 얼마 안 된 탓에 다소 지방 뺀 부분이 어두워 보이는 것 빼고는 1달째인데도 빨리 회복이 되고 있는 것 같아 기쁘다. 이제 3개월째가 되면 더 자연스러워 진다고 하니 더욱 기대가 된다.

수술을 잘해 주신 선생님과 웃는 얼굴이 예쁘신 상담 실장님, 이것저것 호기심 어린 질문에 잘 응해 주셨던 간호사 언니들 모두 모두 감사드려요.

32. 눈밑지방재배치, 눈밑주름 시술 후 남편이 더 좋아해요(2007-11-17)

저는 40대 중반으로 노화가 눈밑지방으로 제일 처음 오더군요. 거울을 볼 때 마다 항상 피곤해 보이고 거무스름해 신경이 쓰이고 기분을 잡쳤지만, 그래도 세월의 흔적이거나 훈장쯤으로 여기고 어느 정도 나이 먹음을 인정함으로써 나 자신을 위로하며 살아갔는데 남편이 오히려 좋은 병원과 의사를 인터넷을 뒤져서, 이 병원을 추천하며 시술을 권장하더군요. 기대 반, 설렘 반, 두려움 속에 내원을 하고 시술 전 선생님의 환자를 위한 간절한 기도 속에 눈꺼풀에 마취연고를 바른 후 한 30분에 걸쳐 시술을 한 것 같습니다. 양쪽이 대칭인지 비대칭인지 자꾸 확인해 가면서 꼼꼼히 시술해 주시더군요. 눈밑지방재배치가 끝남 후 저는 곧바로 눈 주위의 눈밑주름을 완화시키고 탄력을 주는 프락셔널이라는 레이저를 받았습니다. 그런데 전에 받았던 타이탄 레이저 보다 강도가 세고 통증이 심하더군요. 그 주위가 금세 빨개졌습니다.

엉덩이에 근육주사 한대 맞고 집으로 돌아와 주의사항대로 출혈방지 차원에서 얼음찜질을 3일간 열심히 하고 2주간은 고개를 숙이거나 세안을 안 하고(선 채로 세안, 머리감기, 샤워는 가능) TV, 컴퓨터, 운동, 영양제, 비타민 복용 등 일절 금하고 조심하였습니다. (...)

시술 3주 만에 병원을 방문했을 때, 원장님께서 시술 1달 후에 필링으로 그 부위만 제거할 수 있다고 하시니까 조금은 안심할 수 있었습니다. 시술 후 1달째 상황은 이렇습니다. 눈밑지방 덩어리를 제거한 시술 부위는 좀 꺼져 보이고 거무스름하지만, 원장님께서는 3달이 지나면 더 자연스러워지고 예뻐진다고 하시더군요.

남편은 시술 전의 눈밑의 볼록한 부위보다 지금 현재의 모습이 더 젊어 보이고 인상이 환해졌다고 합니다. 시간이 갈수록 효과가 증대한다고 하니 기쁜 마음으로 고대해 봅니다.

33. 흔적 없는 레이저 눈밑지방재배치 수술에 너무 만족~!!(2007-11-06)

젊었을 땐 괜찮았는데 시간이 지날수록 눈밑지방이 더 심해져 고민이 되더라고요. 그러다 우연히 신문에서 김성완 피부과를 알게 됐어요. 그래서 상담 받으러 왔는데 원장선생님께서 너무 친절하셔서 또, 예전에 나왔던 TV에서 방송을 보고 믿음이 생겼어요. 더구나 외과적인 수술은 절개해서 흉터도 남고 부자연스러운 사례를 많이 봐서 고민했었는데 레이저 시술은 겉으로 전혀 표시가 나지 않아 시술 후 자연스러운 눈모양이 나온다는 것을 알고 있어서 레이저 눈밑지방재배치 시술을 꼭 해야겠다고 마음먹었어요. 이곳에서 시술을 정한 뒤 시술하고 난 뒤 그런 고민이 없어졌고, 수술 받기 전에 수술에 대한 두려움도 많았는데 생각보다 불편하진 않았어요. 시술 후에도 눈모양이 자연스럽고 흔적 없이 지방이 제거되어서 만족한 생각이 들어요. 저는 직장생활하는데 약간 불편한 느낌은 있었는데 시간이 지나니까 괜찮아지더라고요. 다른 곳에 한 것 보다 잘 찾아온 것 같아 만족합니다. 특히 원장님의 기도는 너무 인상적이었어요. 이렇게 예쁜 눈모양을 만들어 주셔서 감사해요.

34. 남성분들도 고민하지 마시고 눈밑지방재배치 상담 받아보세요(2007-01-18)

어느 날부터 눈밑의 지방이 거추장스럽게 느껴질 무렵 주변 사람들로부터 피곤하거나 어디 몸이 불편하냐는 인사를 자주 듣게 되면서 거울 속에 비친 나의 불룩한 눈밑지방이 거슬리고 불편하게 느껴지게 되었습니다. 그러던 중 아내의 권유로 눈밑지방을 제거하기로 마음을 먹었고 병원을 수소문 해본 결과 김성완 원장님께서 이 분야에서 우리나라에서 가장 눈밑지방재배치 수술을 잘 하신다는 주변 사람들과 피부과 선생님의 추천으로 편한 마음으로 수술 일정을 예약하고 시술을 받게 되었습니다.

수술당일 시술 전 원장님께서 제가 기독교인인 것을 아시고는 기도를 해 주셨는데 불안한 마음에 참으로 평안의 위로가 되었습니다. 그런데 시술을 하는 동안 그다지 기분이 편치는 않았습니다. 지방이 타는 냄새와 수반되는 두려움 속에서 어떻게 시간이 흘러 갔는지 시술이 끝나고, 아내가 치료실로 들어와서 깜짝 놀란 눈길로 나를 바라보았지만, 수술이 잘 되었으리라는 생각에 아무런 마음의 동요가 없었습니다.

시술 후 3일이 되던 날 내원을 하여서 눈밑의 반창고를 제거한 후 거울 속에 비친 나의 눈을 보면서, 시술을 마쳤을 때 놀란 모습으로 바라보던 아내의 얼굴이 떠오르며 이해가 되었습니다. 왜냐

하면 지방으로 불룩하던 눈밑이 약간의 주름으로 되어 있었습니다. 원장님은 앞으로 눈 아래에 3번의 폴라레이저 시술을 받으면 지금보다는 훨씬 좋아진다고 말씀하셨지만 현재 보이는 나의 모습으로는 회복이 의심스러울 정도로 느껴졌습니다. 더군다나 눈동자는 눈 아래가 약간 뒤집힌 듯 한 삼백 안이 되어 있었습니다. 아내는 한동안 대화를 할 때 나의 눈을 쳐다보지 않고 이야기를 하였습니다. 하지만 주위에 시술을 한 사람들을 보면 시간이 지나고 나면 다들 좋아지더라는 말로 나를 위로하였지만 시술 후 2주 만에 친구들을 만났더니 내가 먼저 시술하고 나면 뒤따라 하겠다던 친구들이 '그냥 생긴 데로 살지 뭐. 남자는 안 해도 될 것 같다' '너의 눈이 예전같이 않고 좀 무서워졌다'는 등 이야기를 들으며 기왕 한 수술이니 지금은 이렇지만 나중에는 나아지겠지 하며 스스로를 위로하였습니다.

그렇게 시간이 흐르며 3주로 접어들면서 눈의 삼백안의 증상은 확연히 사라졌고 눈밑의 주름도 완화가 되며 언뜻 보면 확실하게 젊어 보인다고 아내가 이야기를 합니다. 심리학자 '칼 융'에 의하면 "인격의 성숙은 고통이 수반된다" 하였는데 외모도 해당이 되는구나 하는 생각이 듭니다. 물론 직장을 다니며 일에 쫓기다 보니 거울로 확인하며 신경을 쓸 틈은 없었지만, 성형이 아닌 외상이 없는 피부과 시술이었기에 편안한 마음으로 기다리며 지낼 수 있었습니다. 그리고 외관상 확연한 눈밑지방은 시기를 당겨서 시술했으면 주름이 지는 현상은 없었을 것이라는 아쉬움도 있었습니다. 몸과 마음을 다하여 시술을 하여주신 원장님께 감사의 마음을 전합니다.

35. 빨리 돈 벌어서 아버지께도 눈밑지방재배치 수술해드리고 싶어요(2007-01-12)

안녕하세요. 저는 곧 사회에 첫발을 내딛게 되는 26세 여성입니다.

저희 집안 대대로 두툼한 눈밑지방을 가지고 있답니다. 불행하게도 저희 대에서는 유독 저만 그랬고요. 초등학교 고학년 때부터 눈밑지방이 도드라지더니 급기야 처져서 주름까지 생겼답니다. 그래서 웃으면 눈밑이 골이 패여 보이더라고요. 외모에 관심이 없어서 쭉 이 상태로 지내다가 얼마 전 3개월 동안 체중을 13킬로 정도 감량하고 난 후 눈밑지방 및 주름이 더욱 도드라지기 시작한 연유로 부모님의 권유로 눈밑지방재배치 수술을 받게 되었습니다. 아직 조금 어색하지만 눈밑지방 및 주름은 없어졌고요. 주변 반응은 폭발적 이에요 제일 좋은 것은 피곤해 보이고 나이 들어보이던 인상이 어려 보이고 생기 있게 변했다는 거구요. 수술 전 원장님께서 기도해 주신 덕분에 더욱 경과가 좋은 것 같습니다.

이젠 빨리 돈 벌어서 아버지께도 수술 해드리고 싶어요. 관리 더욱 잘 해서 더 예뻐져야겠어요.

원장님! 감사합니다.

3-2. 눈밑지방재배치 추천(눈밑지방재배치 잘하는 병원)

1. 눈밑지방재배치, 40대 남자라면 적극 추천합니다! (40대 남자, 1년 후, 2014-06-14)

늘 회사 생활하는데 자신감이 떨어져서 눈밑지방재배치 잘하는 병원, 김성완 피부과에서 눈밑지방재배치 시술을 결심하게 되었습니다.

회사 업무에 지장을 줄까 봐 걱정을 했지만 수술 후 다른 사람들보다 회복이 빨라서 일상생활을 하는데도 불편함이 없었습니다.

간단한 시술로 눈밑지방이 말끔하게 해결되어서 시술하기를 너무 잘했다고 생각합니다. 눈밑지방재배치 시술 후 만 1년이 지나가고 지금은 회사생활하는데 자신감도 회복되었습니다. 40대 남자분들, 김성완 피부과 눈밑지방재배치 시술 적극 추천합니다!

2. 김성완 원장님의 눈밑지방재배치가 최고! (40대 초반 남성, 2014-04-22)

눈밑지방이 튀어나와서 늙어 보이는 게 싫었음. 눈밑지방제거 수술 인터넷 검색결과 2곳이 제일 유명했었고, 2곳 다 상담 받았으나, 눈밑지방재배치 잘하는 곳인, 김성완 피부과 원장님께서 눈밑지방재배치 '시술은 더 전문적이다'라는 인상 받음. 시간이 지나고 수술결과를 보니 나의 눈 상태에 대한 두 곳의 상담내용이 많이 달랐는데 그 또한 김원장님의 상담이 맞았음.

시술시 마취주사 "따끔" 말고는 안 아픔. 그리고 시술 직후 보정 (교정)작업을 몇 차례 하는데, 내가 포기하고 싶을 정도로 지독하게 보고 또 보고, 이것이 제일 인상 깊음. 알고보니 이 과정이 눈밑지방재배치이었다.

덕분에 전체 시술시간이 길어지고 그러나 결과는 매우 만족스러움. 원장님의 완벽추구(꼼꼼)로 인해 항상 대기시간이 길어지는 듯, 시술 후 오른쪽 애교살 부기가 더 크고 눈 충혈이 지속되어 걱정했으나 3~4개월 지나니 정상으로 되었음.

한 가지 상담을 위해 방문 시, 여타 유명한 소위 강남병원에 비해, 그리고 원장님의 실력 및 인지도에 비해 병원 공간이 작고 너무 수수함. 좀 더 화려한 인테리어에서 병원의 신뢰도를 찾는 젊은 고객들도 많다는 점을 인지할 필요, 물론 지방재배치는 최고지만.

3. 눈밑지방재배치 잘하는 곳, 주위 분들의 뜨거운 반응. 완전 강

추합니다!(지방재배치 후 4개월 4일, 2013-09-09)

집안내력으로 20대부터 눈 아래쪽이 조금씩 처져 그늘져 보였다. 비싼 아이크림을 모두 섭렵해 봐도, 극복되지 않았고 화장으로도 커버되지 않았다. 더욱이 사진을 찍으면 선명히 드러나는 밉상 아이백 때문에 눈밑 그늘을 지우는 편집에 집착할 수밖에 없었다.

40대가 되니 자연스럽게 찾아온 고민을 같이 가진 친구가 생기고, 나도 숙명처럼 받아들이던 고민을 같이 해결하려고 용기를 냈지만, 지방에서는 좋은 선생님과 의료 환경을 찾기는 힘들었다. 얼마나 어렵게 결정한 수술인데, 나는 힘껏 좋은 곳을 만나기 위해, 검색에 열을 올려 찾은 김성완 피부과, 김성완 선생님을 알게 된 건, 정말이지 너무나 감사한 일이다.

후덜덜거리는 겁쟁이가 들어선 병실. 인자한 미소와 마음을 다한 기도로 안심시켜 주시고, 힘든 수술 내내 편안한 손길과 응원의 말씀까지 해주시는 선생님. 수술의 마지막까지 미세한 부분까지 보고 또 확인하고, 최선을 다해주시는 감동의 눈밑지방재배치 수술이 끝나고, 어느덧 3개월이 지났다.

이젠, ㅋㅋㅋ 사진을 찍을 때 생기는 자신감이란, 우울한 인상을 주던 아이백이랑 헤어지고 나니 주위의 반응도 뜨겁다. 곧 우르르, 선생님을 만나러 가실 주위 분들의 모습이 그려진다.

요즘은 예전 사진을 보다 깜놀하게 된다. 더 일찍 아이백을 지웠으면 얼마나 좋았을까! 아이백을 말끔히 지워주시고, 이젠 애교살까지^^ 예쁜 눈 만들어주신 선생님, 다시 한 번 친절하시고 완벽한 실력을 갖춘 김성완 선생님께 감사의 말씀을 드려요.

4. 눈밑 애교살, 눈밑지방재배치 잘하는 곳, 완전 강추합니다 ^^

(지방재배치 후 3개월, 2013-09-03)

저는 6월19일에 눈밑지방제거 및 분리재배치 수술을 받은 40대 초반 주부입니다. 평소에 눈밑에 지방이 쌓여 나이 들어 보이고, 피곤해 보인다는 말에 스트레스를 받던 중 우연히 신문에 김성완 피부과 원장님에 대한 글을 읽고 수술을 결심하게 되었는데 하길 정말 잘한 것 같습니다. 눈밑이 조금 꺼져 보여서 걱정했는데 웃을 때 생기는 애교살이 너무 맘에 들고 다들 눈웃음이 갑자기 예뻐졌다는 소리를 많이 합니다. 나이가 있어서 인지 눈밑지방을 제거한 다음 주름이 조금 보이긴 하지만 이 역시 잘 해결되리라 믿습니다. 처음엔 눈밑지방을 제거한 다음 제가 눈밑이 꺼져 보이는 눈이어서 아주 퀭한 인상이 1달쯤 갔는데 2달 지나서부터는 아주 많이 좋아지더라고요. 항상 경과는 3개월을 지켜봐야 한다는 말씀이 아주 딱 맞는 거 같아요. A/S도 확실한 거 같아요. 저처럼 눈밑이 꺼져 보이는 사람도 안심하시고 하셔도 될 것 같습니다. 특수한 방법으로 꺼진 부분에 필러를 채워주신다고 하는데 기대

됩니다.

5. 눈밑지방 고민이신 분들 결심하시고 눈밑지방재배치 실행하세요!(30대 중반 여성, 2013-04-08)

눈밑지방으로 몇 년 전부터 고민했던 터라 인터넷으로도 알아보고 아는 지인과도 의논하는 등 나름 많이 알아봤습니다. 레이저 치료도 받고 마사지 등 조금씩 해봤지만 만족스럽지 못했습니다. 그러던 중 인터넷으로 알아보다가 블로그 등에서 김성완 피부과에서 눈밑지방수술 및 재배치에 대한 수기를 보고 결심했습니다.

첫째, 아프지 않을까.

둘째, 결과에 만족할까.

또 고민했지만, 다시 한 번 결심하고 실행했습니다. 수술 후 1달 반쯤 지난 지금은 대 만족입니다. 수술이기 때문에 아프지만 생각보다 괜찮고, 수술 후 과정이 조금 힘들지만 한 2주 고생하니, 수술하기 잘했다는 생각이 듭니다.

눈밑지방이 고민이신 분들! 결심하시고 실행하세요. 충분히 해결됩니다.

6. 눈밑지방재배치 수술을 잘해 주신 의사선생님과 간호사 님께 감사드리며(40대 중반, 2013-03-02)

나의 경우, 눈밑지방 문제는 30대 중반부터 고민이었다,

처음에는 정도가 그리 크지 않아 참을 만했는데, 40대로 접어들면서 너무나 지방크기가 커지고 눈모양이 볼품이 없어져서 사람을 만날 때마다 의식이 될 정도였다. 수술을 해야겠다는 생각을 한 지는 3~4년 전, 바쁜 부서에 있다 보니 실행에 옮기지는 못하고 여기저기 성형외과 홈페이지를 기웃거리는 정도였다. 그러던 중, 아는 선배 한 분이 모 성형외과에서 눈밑지방제거 수술을 받으셨는데, 한 2년 정도 지나 다시 재발하게 된 과정을 목격하게 되었다. 그래서 재발이 없는 시술은 없을까 고민하다가 작년 연말, 눈밑지방재배치 잘하는 병원인 '김성완 피부과'의 명성을 접하게 되었다. 마침 작년 연말 조용한 부서로 옮겼던 터라 과감히 시술을 결정하고 김성완 피부과에서 수술을 받게 되었다. 생각보다 간단한 시술, 친절하고 실력 있는 의사선생님과 간호진, 수술 후 경과 모두 안정적이고 만족스러웠다.

특히, 수술 후 3개월이 흐른 지금은 만나는 사람들마다 '젊어졌다', '인상이 밝아졌다'는 이야기를 해주어서 기분이 좋다. 앞서 수술한 많은 분들도 재발 걱정 없이 만족스러워 하는 결과를 이야기해서 다행스럽기도 하다.

7. 우리 남편한테 눈밑지방재배치 잘하는 병원을 소개했어

요. ~ (40대 후반, 지방 후 2년, 2012-12-18)

평상시 눈밑지방재배치 잘하는 병원 원장님에 대한 소문을 들은 바가 있어서 시술결정에 대한 망설임이 별로 없었어요.

막상 시술을 하는 과정에서 지나치리만큼 꼼꼼하게 하시는 손놀림에 너무 놀랐어요. 마취과정부터 시술 끝날 때까지 설명해 주시는 부분까지 심적 안정감도 너무 편안하게 해주셨어요.

눈이 아물어 가는 과정에서도 눈에 띄게 외부 활동에 지장이 없을 만큼 자연스러운 과정이라서 좋았고, 외과적인 칼을 대지 않은 상태에서 그런 자연스러운 모양을 유지할 수 있었던 것이 너무 좋았습니다.

주위 분들에게 권할 수 있었고 좋은 병원 소개시켜 주셨기 때문에 인사도 많이 받았습니다.

정말 좋은 선생님을 만나서 제겐 좋은 기회였습니다. 감사하고요. ~ 건강하세요!!

8. 어려 보이는 눈매, 눈밑지방재배치 잘하는 병원 김성완 피부과 오시면 어렵지 않아요 (30대 후반 여, 2012-11-30)

올해 35세인 여성입니다.

수술 전 '늘 피곤해보이고', '실제 나이보다 들어 보인다'는 소리를 많이 들었는데 수술 후 생동감 있고 어려 보인다는 주위 반응은 물론 본인 스스로도 거울을 보면서도 전과는 다른 모습을 확연히 느끼고 만족스럽습니다. 특히 수술에 대해 겁이 많은 편이라 많이 주저했는데 실제 수술 중 통증이나 어려움이 전혀 없었고, 수술회복도 빨라 일상생활에 전혀 지장이나 부담이 없는 점도 참 맘에 드네요. 수술 중 꼼꼼하게 체크해주시며 진지하게 임해주셨던 원장님의 섬세함에도 감동 받았고요 무한 신뢰가 가는 대목이기도 했습니다. 수술 전. 중. 후 편안히 대해주셨던 간호사님들과 스텝 분들도 성공적 수술에 있어 중요한 역할을 해 주셨던 것 같고요.

수술 이후에도 지속적이고 면밀한 관찰로 당사자가 만족스러울 때까지 관리 및 서비스해주시는 부분도 최고네용. ^^

눈밑지방 때문에 나이 들어 보인다고 주변에서 얘기 많이 들으시는 분들 강추입니다. 생동감 있고 어려 보이는 눈매를 원하는 분들은 눈밑지방재배치 잘하는 전문병원 김성완 피부과에 오시면 어렵지 않아요.^^

9. 엄마 대신 눈밑지방재배치 후기 올립니다(60대 중반, 3개월 후, 2012-09-14)

엄마 대신 후기 보냅니다. 엄마가 어쩌나 꼭 보내라고 성화신지.^^;

어제 유난히 엄마가 기분이 좋으시기에~ 들어보니 눈밑지방재배치 시술하시고 3개월 지나 다시 병원에 다녀오셨더라고요. 근데 시술 전 사진을 보신거에요. 정말 깜짝 놀랐다고 하시더라고요. 그리고는 이모한테도 적극 추천을 하고 계세요. 저희 엄마는 60대 중반이시고, 눈밑지방이 굉장히 심한 편이었어요. 그래서 시술 후 주름이 생길 것을 무척 걱정하셨어요. 당연히 늘어진 피부를 잘라내는 방법 쪽으로 몇몇 병원을 알아보셨죠.

　절개 없이 레이저로 눈밑지방재배치 시술하는 김성완 피부과는 처음엔 반신반의 하셨어요. 그런데 워낙 유명하고, 원장님이 너무도 친절하게 상담을 해주신 덕분에 상담 후 바로 결정을 하시고는 3개월 전에 시술을 받으셨죠. 연세가 있으신지라 주름이 너무 많아 주름제거를 위한 박피까지 서비스로 꼼꼼하게 해주셨더라고요. 그래서인지 주름도 거의 없고, 굉장히 자연스러워요. 정말 대만족을 하고 계세요. 제가 봐도 한 10년은 젊어지셨어요.

　눈밑지방이 유전인건지, 30대 후반인 저도 좀 있는 편이에요. 제가 요즘 회사일이 좀 바빠서~ 바쁜 일이 마무리 되는대로 저도 시술을 고려하고 있습니다. ㅎㅎ 그리고 저희 엄마께 친절하게 대해주셔서 감사드립니다. ^^

10. 눈밑지방재배치 후, 쌤! 너무 감사합니다(눈밑지방재배치 후)!(30대

선생님 안녕하세요.

지난 2월 17일 오후에 눈밑지방재배치 시술 받은 정OO입니다. 오늘 제가 자주 가는 카페에 사진들 하고 후기 올리다가 새삼 선생님 생각이 나서 홈페이지 왔는데 따로 감사 말씀 드릴 방법이 없어서 여기에 남겨요. 시술체험 사례에는 직접 글 쓰는 곳이 없어서요.^^

저는 엄마, 외할머니부터 외할머니 자매분들까지 전부 다 눈밑지방이 대단한 집이었고, 저도 20대 후반부터는 날마다 피곤하냐. 날마다 어제 못 잤냐는 소리에 지쳤었어요. 어느 순간부터는 화장도 하기 짜증날 만큼 눈 보기도 싫어져서 이런 수술이 있다는 것도 모르고 있다가 올해 초 검색해서 알게 되었습니다. 성형수술이든 미용수술이든 한 번도 받아 본 적이 없어서 더 많이 알아봤습니다. 압구정, 청담, 역삼, 선릉 지역에 눈밑지방제거, 재배치한다는 곳은 거짓말 조금 보태서 다 가봤습니다. 대부분 수면 마취로 40분 정도 걸리고 나중에 자가지방이식이나 레이저치료를 통해 후속치료를 하는 곳이었고 가격도 80만원부터 350만원까지 너무 다양해서 고민하던 중에 김성완 피부과를 알게 되었고, 부분 마취라서 많이 망설였지만, 평소 알고 지내던 피부과 선생님(대전에 계심)이 선생님께서 눈밑지방 원로급에 엄청 꼼꼼하게 해주신대서

부분 마취임에도 불구하고 선생님 병원으로 정했습니다.

수술당일 대기하면서 까지도 도망갈까 말까 했었는데 실장님하고 간호사 님들이 긴장도 풀어주시고 해서 어찌 저찌 수술실까지 들어갔습니다. 들어가서 before 사진 찍는 순간까지도 못한다, 못한다 싶었는데 많이들 도와주셔서 수술대에 올랐어요.^^

너무 긴장한 탓인지 마취주사 들어오는 것도 몰랐고(눈을 워낙 확 뒤집어놔서인지 주사바늘도 못 느꼈어요. ㅠ) 수술하면서 제가 계속 끙끙 앓고 징징거리는데도 선생님이 계속 이거저거 물어보시고 이런저런 얘기해 주셔서 잘 버텼네요.

집에 와서는 내가 수면 마취를 했었나, 부분 마취를 했었나 싶을 정도로 정신 반 가출이었지만 그래도 선생님 말씀 듣고 계속 일어났다 앉았다 사진 찍고 또 눕고 또 다시 지방 좀 펴고 해서 요새 너무 만족하고 살고 있습니다.

새삼 사진 정리하고 (제가 강박증 비슷하게 매일매일 사진을 찍었거든요 3주차까지!) 잘 가는 카페에 글 올리다가 선생님 생각이 나서 왔습니다. 선생님 너무 감사드리고! 워낙 환자도 많고 바쁘셔서 따로 가서 인사만 드리기는 무리가 있을 것 같아서 이렇게 상담 면을 이용해서라도 안부 전합니다.

겁쟁이에 엄살쟁이에 수술하고 나서도 끝없이 불안해하는데 잘 달래주고 수술실에서 이끌어주시어서 감사하다는 말씀 꼭 드리고 싶었어요!

11. 눈밑지방 때문에 자신감을 잃은 중년여성들이여! 용기를 내

십시오(눈밑지방재배치 잘하는 병원)(2011-05-16)

저는 눈밑지방이 많아 맨 얼굴로는 도저히 바깥을 나갈 수가 없었습니다. 항상 화장으로 덮었습니다. 40대 후반에 용기 내어 라섹수술을 한 후 안경을 벗고 나니 언니와 동생이 제 눈을 보고 눈밑지방이 많이 나와 있다고 지방제거를 하는 것이 좋을 것 같다고 하였습니다. 그래서 눈밑지방제거에 관심을 갖고 인터넷을 서핑했습니다. 그 중 눈밑지방재배치 잘하는 병원인 김성완 피부과를 알게 되었고 수백 편의 후기를 본 후 다른 곳은 알아보지도 않았습니다.

전화로 2달 전에 예약을 했고 수술당일 2시 예약시간 맞춰 갔습니다. 그곳에서 상담 받으러 오신 분이 제게 물었습니다. 여러 군데의 성형외과를 모두 돌고 상담 후 마지막으로 김성완 피부과를 상담하러 왔다면서 제게 상세하게 물었지만, 저는 피부과 전문병원이고 후기를 통해 신뢰할 수 있었기 때문에 믿음을 갖고 수술에 임했습니다.

수술과정에서 1시간 정도는 레이저로 지방 태우는 과정이 지속되었고, 3시간에 걸쳐 눈밑지방지방재배치를 김성완 원장님께서

30분 간격으로 계속 지켜보면서 시술을 거듭하셨습니다. 그 과정에서 수술비용이 비싸다는 생각이 모두 사라졌습니다. 그럴 만하다고 인정하게 되었고 수술 4시간 후 귀가하였습니다. 월요일에 출근하는 데는 그리 지장이 없었고, 2주일이 된 지금은 자리를 잡아가는 과정에 있습니다.

수술 후에는 왜 진작 하지 않았는지 후회가 되었습니다. 수술결과를 보며 자신감을 회복했고, 정말 그 만큼의 가치가 있다고 생각합니다. 눈밑지방 때문에 자신감을 잃은 중년여성들이여! 용기를 내십시오. ~ 정말 권해주고 싶습니다. 만족감은 그 이상입니다. 지금은 약간 약간 당김과 꺼진 듯한 느낌이 들지만 시간이 좀 더 지나면 더 자연스럽고 자신감으로 사회생활을 할 수 있을 거란 희망으로 더 행복할 것 같습니다. 수고해주신 두 분의 원장님과 치료에 참여하셨던 친절한 간호사 언니께 감사드립니다.

12. 한쪽 눈만 있던 눈밑지방재배치 후 콤플렉스도 제거!(20대 후반, 2달, 2011-05-02)

저는 한쪽 눈 아래에만 지방주머니가 있어서 사진 찍을 때 너무 스트레스를 받았어요. 한쪽 눈만 그러니까 짝짝이 같아 보이고 눈밑에 지방이 있으니 '피곤해 보인다'라는 말도 자주 듣고 했거든요. 그래서 제거를 마음먹고 알아보던 중 눈밑지방재배치 전문 김성완 피부과를 알게 되었습니다.

사실 다른 성형외과에 예약을 해 놨었는데 수술 며칠 전 눈밑지방제거에 관해서는 김성완 피부과가 시술경험도 제일 많으시고 독보적이라는 곳이라는 것을 알게 되어 상담을 하고 수술을 결심하게 되었습니다. 원장님께서 꼼꼼하게 양쪽 눈밑을 봐주시면서 수술해 주시고 수술하는 동안 굉장히 편안하게 해 주셔서 마음 놓고 수술을 할 수 있었습니다.

수술당일만 조금 고생하면 왜 진작 안했을까 할 정도로 콤플렉스를 던져버린 느낌입니다. 수술하고 화장도 할 수 있고, 멍도 없어서, 아무도 수술한 줄 모르구요. 지금은 부기도 아예 없고 사진 찍을 때 눈 아래 보기 싫었던 지방이 없어졌기 때문에 정말 만족하고 있습니다!!!

13. 눈밑지방재배치, 온 가족이 믿고 다 같이 받았습니다(40대 중반, 6년, 2010-10-04)

저는 6년 전에 너무 피곤하면서 이중 삼중으로 늘어지는 눈밑 그늘로 고민을 하던 중에 소문을 듣고 김성완 원장님께 시술을 받았습니다. 딸 부잣집의 4째인 저는 가족이 눈밑지방이 있어서 제 뒤를 이어 둘째 언니, 셋째 언니 그리고 아버지까지 김성완 피부과에서 눈밑지방재배치 시술을 받았습니다. 가족이 다 받을 정도로 시술에 만족하며, 오늘은 친구를 소개해서 시술을 받았습니다. 주변 사람들에게 널리 알리고 싶을 정도로 김성완 원장님의 오랜 시술 노하우는 누구도 따라 올 수 없습니다. 눈밑지방제거로 고민하시는 분들께 눈밑지방재배치 잘하는 병원 김성완 피부과를 꼭 소개하고 싶습니다.*^^*

14. 눈밑지방재배치 추천 추천!(20대 후반, 1개월, 2010-09-27)

학창시절부터 늘 신경 쓰였던 눈밑지방, 그 시절에는 안경으로 커버하였지만, 대학생이 되어 렌즈를 끼니 눈밑지방은 더욱 도드라져 보였습니다. 늘 피곤해 보이는 인상과 나이가 들어 보여 사진 찍기도 싫을 만큼 큰 콤플렉스였습니다. 우연히 TV를 보는데 메디컬 프로그램이었으나, 저와 같은 눈밑지방제거 수술을 하는 장면을 보게 되었습니다.

그때 처음 알게 된 김성완 원장님. 성함과 병원을 메모해 두었다 인터넷으로도 자세히 알아보았습니다. 이 분야에 있어 최고의 실력을 자랑하신다는 사실에 다른 병원은 알아보지도 않은 채 수술하게 된다면 눈밑지방재배치 잘하는 병원 김성완 피부과에서 해야겠다고 생각해왔습니다. 그리고 몇 년이 지나고 나서야 드디어 6월에 눈밑지방재배치 수술을 받았습니다.

사전에 많은 사례와 수술방법을 알아보았지만 그래도 수술을 받으려니 무척 긴장이 되었습니다. 수술 후의 달라질 모습에 대한 설렘도 컸지만 수술에 대한 막연한 두려움에 긴장하였는데, 너무나도 인자하신 원장님과 친절하신 간호사 분들 덕분에 편안한 마음으로 수술을 받을 수 있었습니다. 수술이 잘 되도록 기도도 해 주시고, 중간 중간 양쪽 눈을 비교해 가시면서 꼼꼼히 체크해 주셨습니다. 덕분에 무사히 수술을 마치고 지금은 1달이 조금 넘었습니다.

아직 애교살과 그 아래 부분 살이 분리가 되지 않아 조금은 어색하지만 3달 정도 되어야 예쁘게 자리를 잡는다 하셔서 얼른 3달이 지나길 기다리고 있습니다. 1달이 조금 넘은 지금도 주변 친구들은 너무나 자연스럽게 수술이 잘 되었다고 신기해 합니다.

예전 사진과 비교해보면 너무나도 놀라운 변화입니다. 한창 외적으로 관심을 가지고 예뻐지고 싶은 20대 여성분들 중에 저와 같은 고민으로 움츠러들었던 분이 계신다면 김성완 피부과의 눈밑지방제거 시술을 적극 추천해 드리고 싶어요.

15. 눈밑지방이 많이 처저서 눈밑지방재배치 수술 받았어요!(20대
중반, 3주 경과, 2010-09-18)

저는 20대 중반 여성입니다. 젊은 나이지반 눈밑지방이 많이 처저서 주위 사람들이 더 늙어 보인다, 항상 피곤해 보인다는 등의 이야기를 많이 들어서 스트레스를 많이 받았습니다. 제가 사는 곳은 수원이지만 가까운 피부과나 성형외과를 두고 1시간 30분 거리의 김성완 피부과를 찾은 것은 그만큼 시술이 성공적으로 잘 될 것이라는 믿음이 있었기 때문입니다.

가격이 수원 지역보다 비싸기는 했지만 눈밑지방재배치 수술 후 후회가 없을 정도로 만족하고 있습니다. 의사 선생님께서도 친절하고 따뜻하게 대해 주셔서 처음 받는 시술이지만 무섭지도 않았습니다. 지금 시술 받은 지 3주 정도가 됐는데 결과에 아주 만족하여 오늘 저희 어머니도 시술을 하셨습니다. 눈밑지방으로 고민하시는 분들이 계시다면 저는 망설임 없이 눈밑지방전문병원 김성완 피부과를 추천해 드립니다.

피부과 모든 분들께 감사드립니다. *^^*

16. 김성완 원장님이 눈밑지방제거, 재배치 최초의 권위자!(20대 후반, 1개월 후, 2010-07-24)

저는 부모님께서 눈밑지방이 있어서인지 스무 살 때부터 안경을 벗으면 보이는 눈밑지방이 콤플렉스였습니다. 다른 친구들처럼 렌즈를 끼고 싶었지만 안경을 벗고 나면 두드러지는 눈밑지방 때문에 항상 안경을 끼고 다녔습니다. 그러다가 눈밑지방수술이 있다는 걸 알고 인터넷 검색을 해보니 거의 대부분이 성형외과에서 하는 수술이었습니다. 그러나 그 수술의 부작용이나 한 번하고 나면 재수술이 불가능하다는 말에 망설이게 되었고 그러던 차에 피부과에서 절개 없이 눈밑지방을 제거하는 방법이 있다는 것을 알았습니다. 재수술도 가능하고 수술 후에 일상생활이 가능하다는 말에 솔깃해서 알아본 결과 '김성완 피부과' 원장님께서 레이저 눈밑지방제거, 재배치 수술에 있어 최초의 권위자란 걸 알게 되었습니다.

가격에 있어서 성형외과보다 약간 비싸다는데 망설였지만 눈밑이 중요한 부위라 대충 수술할 수는 없기에 김성완 피부과에서 시술을 받기로 결심했습니다.

지방에 사는지라 전화로 상담과 수술날짜를 예약하고 2주 뒤에 시술을 받았습니다. 시술사례에서 봤던 순서대로 원장님의 기도로 수술이 시작되었는데 다른 사람들 보다 지방이 더 많은 관계로 수술시간이 거의 2시간 정도 걸렸습니다. 그러나 원장님께서 예쁘게 해주시겠다며 꼼꼼하게 하시느라 계속 누웠다 앉았다를 반복하며 눈모양을 체크하셨습니다. 사실 마취와 눈밑이 조금씩 통증이 느껴져 힘들었지만 원장님의 실력을 믿었기에 꾹 참을 수 있었습니다. 수술 후 원장님께서는 남들보다 더 힘들 거라 하셨는데 실제로 2일 동안은 힘들어서 집에서 푹 쉬었습니다. 3일째부터는 일상생활이 가능했고 열흘 뒤에는 가끔 붓는 것을 제외하곤 눈밑

모양에 만족을 했습니다. 특히 수술 자국이 없기 때문에 말을 하지 않은 이상 수술을 했는지 아는 사람은 아무도 없었습니다. 친구들은 정말 대단하다며 어떻게 이렇게 티가 나지 않는지 감탄했습니다.

3주 후부터는 붓는 증상도 거의 없어지고 4주째는 드디어 렌즈를 끼게 되었습니다. 1달이 조금 지난 현재 전혀 어색하거나 이상한 것 없이 눈밑의 모습에 만족을 하고 있습니다. 특히 콤플렉스였던 눈밑지방이 없어져 자신감까지 상승해서 역시 시술 받기를 잘 했구나라는 생각을 하고 있습니다.

눈밑지방으로 고민하는 분이 있다면 김성완 피부과에서 받으라고 적극 권유해드려요. ~~

17. 눈밑지방재배치 후 스트레스였던, 눈밑지방은 안녕(30대 초반, 1달 보름 후, 2010-03-17)

저는 32살, 절대 눈밑에 지방이나 다크서클이 있을 거라 전혀 생각 못하고 지냈답니다. 그런데 가슴수술에 관심이 있어 상담을 갔는데 가슴전문수술병원인 그곳 실장님이 저에게 가슴 말고 눈밑을 하라고 권유를 해주시더군요.

좀 황당했습니다. 뭐지? 뭐지? 혼자 되새기다, 그냥 상담 만하고 나왔어요.

그날 이후론 눈밑만 보이기 시작합니다. 제 눈엔 눈밑만 보여요. 그날 이후부턴 이것만 생각하게 되어 여기저기 병원 알아보고 막 정신없이 그랬죠. 그리고 눈밑지방재배치 전문병원 김성완 피부과 병원을 알게 되었고 생각할 겨를도 없이 전화 한통에 바로 그날 바로 운도 좋게 예약이 가능하여 가자마자 시술할 자리가 있다고 하여 바로 하게 되었죠

누웠습니다. ... 마취했어요. ... 기도받았어요. ~

후기를 보고 갔던 터라. 어느 정도 순서는 알고 있었죠. 눈꺼풀 안쪽으로 시술이 시작되었고 쬐끔, 힘들었어요. 사람마다 차이는 있을 거라 봅니다. 겁이 많은 저로선 그리고 수면 마취가 아니기에 암튼, 그리고 일어났다 앉았다,여러 번 그리고 눈밑지방재배치 수술 끝.

아~~~~ 부어서 뭐 알 수가 없었어요. 그런데 미세하게 정말 미세하게 있었는데 오래 많이 빼시더라고요. 그래서 잘못되면 어쩌나 걱정도 많이 했어요. 그것도 잠시 시술 끝나고 얼음팩 들고 바로 집에 갈 수 있더군요. 으흐흐 부기야 빠져 봐야 아는 것이고, 그냥 걱정 붙들어 매자 하고 있다가, 다음날이 가장 그렇더군요. 딱 1주일 정도 있음. 괜찮은 듯 하드라고요. 암튼 그 스트레스였던, 눈밑지방은 안녕~~~~~~~~~~~~!!

겁 많고 아픈 것 싫어하시는 분들도 다 잘하실 수 있을 겁니다.

저 같은 사람도 하는 걸요~~!! 파이팅팅팅. ... 나이 드신 분들이 하신다면.!!! 정말 큰 효과를 보실 겁니다!!

짱짱.. ~~ 그럼 모두들 예뻐지시고 행복해지세요.

18. 원장님을 만나고 눈밑주름, 눈밑지방, 반영구적 눈밑지방재배치 수술로 피부 고민해결!(50대 중반, 10년 후, 2010-03-09)

김성완 원장님을 처음 만난 날은 행운이라고 말할 수 있습니다. 이렇게 오랜 세월을 얼굴을 맡길 수 있었고, 시술 후에도 불편함 없이 1주일 정도 원장님의 지시대로 따라 했습니다. 많은 사람들은 눈밑지방을 빼면 다시 눈밑에 지방이 쌓인다고 생각합니다. 그러나 전혀 그렇지 않습니다.

10년 넘게 흘렀는데도 전혀 지방이 생기지 않았고, 지금까지 너무 보기 좋고 어려 보이는 모습을 유지하고 있습니다. 주변 아는 사람들이 많이 물어봅니다. 어디서 눈밑지방을 없앴냐고.

저의 소개로 고등학교 선배님, 고교 동창, 선배님의 친구분이 눈밑지방재배치 수술로 젊어 보이는 모습을 되찾으셨습니다. 많이 흡족해하시고, 만족하셨습니다. 휘트니서 회원분(50대 주부)은 얼굴 주름시술을 받았는데 굵은 주름이 거의 없어져서 좋아하셨습니다. 피부도 좋고 잔주름은 없는데 굵은 주름(이마, 미간, 입가)으로 고민하던 50대 주부는 40대의 젊은 모습으로 되돌아 갈 수 있었습니다. 이 주부의 딸은 얼굴에 빨간 실핏줄로 고민하던 여고생이었는데 시술받고 실핏줄이 없어져서 환한 미소를 찾았습니다. 김성완 원장님은 여성의 피부를 잘 아시고 관리를 잘해 주십니다. 원장님! 우리 모든 여성의 피부를 고민하지 않게 해주셔서 정말 감사합니다. 김성완 피부과에는 피부의 문제점을 관리하는 피부관리실도 있습니다. 개개인의 피부 상태를 점검하고 해 주시기 때문에 맑고 깨끗한 피부를 가질 수 있습니다.

19. 백번 망설이다 선택한 눈밑지방재배치 전문병원 후회 없는 선택. (50대, 3개월 후, 2010-01-23)

현재 51세의 여성이다.

작년 10월 말에 김성완 피부과에서 눈밑지방재배치 수술을 받고 현재 약 3개월이 경과하였다. 의사 선생님께서 3개월이 되면 수술상태가 자연스럽게 자리 잡을 거라고 하셨는데 정말 그렇고 실제 수술 전 상태보다 만족스럽게 변화된 것은 수술 후 (금요일 수술) 월요일 출근하던 날부터 이었다. 눈밑에 지방이 생기고 늘어져서 2~3년 전부터 고민하던 것이 정말 눈 깜짝할 사이에 한 번의 수술로 없어져 버린 것이다.

다만 레이저 눈밑지방재배치 수술 후 3일째 된 날부터 당분간 (아마 1달여 정도 인 듯함)은 눈이 조금 퀭해 보인다는 것이었는데 그럼에도 불구하고 눈밑지방이 있던 수술 전의 상태보다 만족스러웠다.

김성완 피부과에서 수술을 받기로 결심한 것은 인터넷 검색을 통해 병원을 알고 홈페이지에 들어와 의사선생님이 기고한 글, 환자들의 시술기 등을 읽고였다. 그럼에도 처음에는 무척 망설여졌다. 부작용, 짝짝이 눈, 안구손상 등을 염려해서다. 그래서 사실 작년 11월에 수술을 하기 전 이미 08년도에 김성완 피부과에 사전예약을 하고서도 불안해서 취소한 적도 있다.

그러나 취소 후 1여년이 흐르면서 도저히 눈밑지방이 늘어져서 늙어 보이고 추리해 보이는 모습을 참을 수 없어서 굳은 결심을 하고 다시 09년에 예약하여 무조건 수술을 받은 것이다.

따라서 이미 확고한 결심이 있었기 때문에 수술 전 선생님께 이것저것 꼬치꼬치 묻지도 않았다. 선생님으로부터 "걱정하지 마세요, 예쁘게 잘해 드릴게요."라는 한마디만 듣고 바로 수술대에 오른 것이다. 결과는 정말 만족한다. 아무런 부작용 없이 얼굴이 20~30년 전으로 돌아간 것처럼 느껴진다. 의사 선생님과 수술시 협조해 주신 간호사님들께 감사한다. 혹시 이 시간도 망설이는 분이 계시다면 걱정 마시고 눈밑지방재배치 전문병원인 김성완 피부과에서 수술을 받으시도록 확신 있게 권한다.

20. 친구들에게 적극 소개하는 눈밑지방재배치(40대 후반, 3년 후, 2010-01-05)

동남아 태국에서 12년 있다가 온 48세 남자입니다.

지인 소개로 김성완 피부과에서 눈밑지방수술을 받았는데 그전보다 친구들이 10년은 젊어 보인다는 이야기를 해서 저도 친구들을 적극적으로 소개하고 있습니다.

벌써 3명이나 이곳 병원으로 추천했습니다. 원장님이 경력이 많으셔서 그런지 믿음도 생기고, 시술 후 눈모양도 어색하지 않고 좋습니다. 현재 시술 후 3년이 지났는데 수술결과는 너무 만족하고 있습니다. 원장선생님께 감사드립니다.

21. 내 평생에 소원이었던 눈밑주름, 눈밑지방재배치 수술(30대 중반, 2009-12-31)

거울을 볼 때마다 항상 불만이었다. 마치 놀부 심술보처럼 양쪽 눈밑에 볼록하게 튀어 나와 있는 눈밑지방. 다른 사람들은 나이가 들면서 피부의 탄력이 줄어들면서 처져서 생긴다지만, 나는 집안 내력으로 물려받은 것이어서 어릴 때부터 항상 불만이었고 없애고 싶었지만, 그 동안 무서워서 용기를 못 내고 있었다. 그러던 차에 이번 여름휴가 동안에 큰맘 먹고 수술을 받기로 다짐했다. 수술은 다짐했으나 병원 선정이 문제였다. 주변에 비슷한 경험을 한 사람들이 없어서 인터넷으로 "눈밑지방제거 수술"이라고 검색했더니 "김성완 피부과"가 경험도 풍부하고 수술 후기들도 만족스럽다고들 해서 믿고 수술 받을 수 있을 것 같았다. 하지만 여름휴가 동안은 예약이 종료되어서 추석연휴에 예약을 하고 돌아왔다. 그리고 나서 예약한 수술날짜까지 기다리는 2달이라는 시간이 너무 길게 느껴졌다. 이왕 하기로 마음먹은 것 빨리 수술해서 달라진 모습을 보고 싶은 기대가 커서 더욱 길게 느껴졌는지도 모르겠다. 상담 받을 때는 "눈밑지방제거, 눈밑지방재배치 수술"의 방법을 자세히 설명해 주셨고 워낙에 많이 나왔기 때문에 늘어났던 피부 때문에 주름이 생길 거라고 해서 주름제거 시술까지 같이 받기로 했다.

수술당일 점심을 먹고 긴장되기도 하고 한편으로 무섭기도 한 마음을 안고 병원으로 갔다. 원장님의 기도와 함께 수술은 시작됐다. 부분 마취 후에 한쪽씩 아래 눈꺼풀을 제치고 지방을 제거하기 시작했는데, 그저 간단한 수술로 생각하고 갔는데 생각했던 것보다는 너무 힘들고 아팠다. 하지만 수술하는 동안 세심하게 배려해 주시는 원장님 덕분에 견딜 수 있었던 것 같다. 수술 후에는 마취 때문에 물체가 2개로 보였다. 추석연휴 3일 동안 눈에는 계속 얼음을 대고 있었다. 눈을 뜨는 게 힘들어서 계속 감고 있어야 했다. 수술을 잘하고 나서 관리를 잘못해 모양이 이상하게 될까봐 많이 조심했다. (...)

병원에 찾아 갈 때마다 항상 웃음으로 맞이해주시고 두려움에 수술대 위에 누웠을 때도 따뜻하게 기도와 함께 해주시고 내 평생에 소원이었던 눈밑지방을 제거해주신 원장님께 정 말 감사드린다. 만약 용기를 내지 못했다면 아직도 거울을 보면서 투덜대고 있었겠지만, 조금은 두렵기도 했고 수술 후에 고통도 있었지만 그것들을 다 겪고 나니 지금은 2009년 내가 했던 일 중에 가장 잘한 일 같다. 지금도 거울을 보면서 망설이고 있는 사람이 있다면 빨리 수술해서 없애라고 권해주고 싶다. 그러면 다른 세상이 아닌 다른 얼굴이 보일지도 모르니깐.^^

22. 눈밑지방재배치 100% 만족이라면 300% 이상 대 만족!(57세, 2009-06-01)

저는 만 57세의 주부입니다.

20대 후반부터 눈밑의 지방이 약간 있어 거울을 볼 때마다 마음에 걸렸고 만 26세에 결혼 후 두 아이를 출산하며 3,40대를 정신없이 보냈습니다. 50이 넘으며 눈밑지방은 더욱 심해지며 늘어지기까지 하여 타인 앞에 설 때나 대중교통을 이용할 때 유리나 거울에 비친 내 모습이 너무 싫었습니다. 몇 년 전 TV를 통해 김박사님의 눈밑지방재배치 시술을 보고 '바로 저거다!' 싶어 마음을 먹었고 그후 2년 만에 병원을 찾았습니다.

내가 원하던 시술법이라 망설임 없이 설레는 마음으로 시술을 했고, 그후 1달도 안되어 거울을 볼 때마다 만족하며 기뻤습니다. 지금은 5개월이 되었는데 외출이 즐겁고 자신감이 생기며 당당하게 교재를 즐기고 있습니다. 100% 만족이라면 저는 300% 이상 대만족하며 살고 있습니다. 저를 보는 이들은 더욱 젊어지고 밝아졌다고 하더군요. 박사님은 저의 평생 잊지 못할 은인이라 생각하고 살 겁니다. 물론 다른 사람에게도 권하고 있습니다. 감사합니다.

23. 눈밑지방재배치 및 팔자주름 지방이식 후(50대 중반 여성, 2009-04-16)

태어나서 처음으로 피부과라는 곳을 찾았습니다. 미용을 목적으로 병원을 찾은 건 처음이었어요. 사실 딸아이의 결혼식이 다음 달이라서 그동안 늘 마음에 걸렸던 눈밑처짐과 팔자주름을 손보고 싶었거든요.

저는 피검사도 못 받는 굉장히 겁이 많은 성격입니다. 그런데 딸아이가 눈밑처짐 치료 전문병원을 이리저리 알아보더니 자기 또래 친구들로부터 김성완 피부과가 눈밑지방재배치 분야에서 우리나라 1위라고 하더라고요. 전 이런 쪽을 잘 모르니까 딸아이 말만 믿고 갔습니다. 일산에서 1시간 걸려 도착했는데 압구정에 위치

한 병원이라서 환자를 조금 깔보거나 하지 않을까 내심 걱정 많이 했는데 의사선생님께 정말 감동받았습니다. 무엇보다 그렇게 진실하게 환자를 대해 주시는 부분에 고향 이야기부터 많은 이야기를 듣고 나누고 편안한 마음으로 상담 받았습니다. 보통 성형외과 가면 상담을 어떻게 하는지 모르겠지만, 저는 30분 가까이 이야기를 나누었네요. 딸 둘과 함께 갔는데 둘 다 이런 선생님은 처음이라며 감동적이라고 합니다. 요즘 의사들 다 장사꾼이라는 말이 있지만 제가 본 김성완 의사님은 정말 자신이 가진 의술로 최대한의 시술을 해주시는 분이셨습니다. 게다가 효과는 말할 필요도 없겠지요. 대한민국 1위니까요.

그러나 생각했던 것 보다는 아팠어요. 배의 지방을 빼서 팔자주름에 넣고 눈밑지방재배치 시술을 했는데 눈보다는 팔자주름 시술이 더 아팠습니다. 제 딸아이 친구는 눈밑지방수술이 하나도 안 아팠다는데 전 아팠습니다. 연령대마다 차이가 있는지도 모르겠네요. 어쨌거나 시술 후 3일 정도 지났는데 이제 부기도 거의 가라앉았고 목욕을 못해서 답답하지만 다음 주에 얼른 거즈를 제거하고 보고 싶어요. 그러나 별 걱정이 안 됩니다. 선생님이 아주 잘되었다고 밝게 말씀해주셨거든요. 그리고 얼핏 보기에도 잘된 것 같습니다. 팔자주름은 이미 펴지고 있고요. 3개월 후 가장 예쁘다는데 미리 할 껄 하고 후회가 됩니다. 사람들에게 앞으로도 꼭 추천하고 싶은 병원입니다.

아참. 그리고 시술 내내 제 손을 잡아주신 간호사 분들께도 감사드립니다. 밥 안 먹고 왔다는 거 아시고 김밥까지 주문해서 먹을 수 있게 배려해주셔서 너무 감사했습니다. 간호사 분들 아니었으면 정말 무서워서 제대로 못했을 것 같아요. 정말 감사드립니다. 얼굴에 손을 대는 일은 정말 큰마음 먹고 해야 되는 일인데, 이번 기회에 말끔히 잘해서 너무 기쁘네요. 감사드립니다.

24. 대구에서도 찾아가서 눈밑지방재배치 했습니다 (2008-11-10)

전 정말 운이 좋았던 것 같아요. 지방에 살면서 이렇게 훌륭한 의사 선생님과 친절하신 의료진을 만나게 되었으니 말이에요. 아시겠지만, 지방에선 정보가 별로 없어요. 참고로, 저는 경북에 살고 있답니다. 근처인 대구 성형외과에 상담문의도 해 보았고요. 물론 친구들에게도 수소문 했었지만, 만족스런 분, 믿을만한 분을 만나지 못하던 와중에 꼬박 3일 동안 인터넷을 뒤져서 명성이 자자하신 선생님을 찾게 되었습니다. 200% 자신감을 갖게 해준 만족스런 결과 이외에도 또 좋았던 건 수술하던 때였어요. 처음 하는 수술이라 떨고 있던 제게 진정할 수 있는 용기의 기도를 해 주셨죠. 환자 한 명 한 명에게 어쩜 이렇게 세심할 수 있는지요. 게다가 몇 번을 왼쪽, 오른쪽 눈이 대칭이 잘 맞고 가장 예쁘게 보일 수 있도록 확인에 확인을 반복하시면서 눈밑지방재배치를 해주셨죠. 전 정말 그때 너무 감동을 받았습니다. 주위 분들이 "코가 더 높아 보인다" 또는 "눈이 더 커졌다", "왠지 어려 보인다"라는 칭찬을 아끼지 않습니다. 그러나 겉으로 표가 하나도 안 나게 너무 깔끔하고 예쁘게 보여서 새 인생을 살고 있는 듯 합니다. 여러분도 주저 없이 선생님을 뵙길 바래요.~

25. 눈밑지방재배치, 정말 눈 딱 감고 3개월 기다려라!(2008-10-23)

아직 젊은 나이라서 수술을 좀 미루고 있었지만, 젊을 때 하면 피부 탄력이 있어 더 괜찮다는 말씀을 듣고, 시술하기로 했었어요. 친구의 소개로 알게 되었는데 그전까지 이런 시술법이 있는지도 모른 채 사진 볼 때마다 마냥 괴로웠답니다. 전 나이가 들어서 외과적 시술을 생각하던 찰라 이 수술이 너무 간편해서 빠른 시술 예약날을 잡았습니다. 시술은 정말 간단하고 아픔도 전혀 느낄 수 없었어요. 시간은 한 30~45분 가량 소요된 걸로 기억하고, 친절하신 간호사 언니들과 선생님이 지루하지도 않게 심적으로도 편안하게 해 주셨어요. 아픔은 정말 정말 없습니다. 살타는 냄새가 나는 것 말곤 불편함이 전혀 없었어요. 눈 라식 수술보다 더 간편한 느낌을 받았어요. 1~2달쯤 지났을 때 눈밑 양쪽이 약간 다른 것 같아서 걱정도 되고 웃을 때 불편함과 어색함이 있어서 정말 걱정했었죠.

눈밑지방재배치 시술한 친구가 "정말 눈 딱 감고 3개월 기다려라" 라고 해도 믿지 않았는데 이게 무슨 마법처럼 3개월이 딱 지나니까. 언제 그랬냐는 듯 모든 게 자연스럽고 양쪽 달라보이던 것도 싹 나았어요. 회복은 정말 빠릅니다. 잘 붓는 스타일인데도 부기도 거의 없고 1주일 후부터는 생활에 지장이 하나도 없어요. 지금도 잘했다는 만족이 110% 입니다. 혹시 수술 고려하시는 분들께 적극 추천하고 싶네요.

26. 눈밑지방재배치 대전에 살고 있는 내가 김성완 피부과를 찾아, 서울까지(2008-09-01)

대전에 살고 있는 내가 눈밑지방재배치 잘하는 병원으로 알려진 김성완 피부과를 찾아 서울까지 오게 된 데는 딸 친구의 적극 추천이 있었다. 아직 눈밑지방을 몰라야 할 나이라고 생각한 내 딸의 친구는 눈밑지방 때문에 몇 년을 고민하다가 인터넷과 기사를 통해 유명해진 병원을 알게 됐고 찾아 시술을 받았는데 너무나 만족해 한다고 했다. 나도 오래전부터 꼭 한 번쯤은 해보고 싶은 치료여서 대전에서 서울까지 가야하는 번거로움을 안고 김성완 피부과를 찾았다.

내 나이 50에 오랜 시간 지방이 자리를 잡았던 터라 눈밑주름 치료를 같이 해야 효과가 있다고 상담을 하고 양 치료를 함께 받았다. 지방제거 보다 주름 치료할 때의 따끔거림이 기억에 남고 집에 오는 동안 얼얼한 느낌 때문에 불편하기도 했고 3일 정도는 부어오르는 눈 때문에 걱정도 했는데 병원에서 알려준 처방대로 조심을 하고 나니 반창고를 떼고 1주일 정도 지난 요즘에 2~3개월 후의 내 모습을 생각하면 수년간 받아온 눈밑 스트레스를 날릴 수 있었던 마음의 홀가분함이 모든 걸 보상해 주는 것 같았다. 시술 전 기도를 해주는 원장님께 나는 교인은 아니지만 감사함을 느꼈고 안전한 눈밑지방재배치 시술을 하고 상태가 좋아지는 나 자신에게 행복함을 느낀다. 상담 내내 시술 내내 나에게 친절함으로 대해준 간호사님들에게도 매우 고맙고 나처럼 긴 세월 스트레스만 가지고 살지 말고 이런 발달된 의학으로 마음도 편안한 삶을 살 수 있게 많은 사람들에게 추천하고 싶다.

27. 아이크림에 의존하지 마세요. 평생 발라도 안 없어집니다. 눈 밑지방재배치로 해결하세요(2008-07-11)

전 30대 중반의 아기 엄마입니다.

20대 초반부터 눈밑이 처져 있는 것 같아 얼마 전까지만 해도 아이크림에 아낌없이 투자를 했습니다. 그런데 좋아질 기미는 안보이고 날이 갈수록 더 처져만 가고, 특히 피곤하면 눈밑이 더 불룩하게 튀어 나오는 게 인상마저 바꿔 놓더라고요. 또 사진 찍으면 더 불룩하게 나온 눈밑 때문에 사진 찍는 것마저 기피하게 되더라고요. 그런데 얼마 전 저와 같은 고민을 하던 이웃언니가 눈밑 지방제거 수술을 하고 제게 자랑을 하더라고요. 첨엔 눈밑지방제거 수술을 했다는 말은 안하고 "나 어디 예뻐진데 없어?"라고 묻기에 자세히 보니 뭔가 인상이 바뀌고 예뻐진 거 같은데 특별히 성형 수술한 거 같진 않고 암튼 예뻐졌더라고요. 그래서 물어봤더니 그제야 "눈밑지방재배치 수술"했다고 말하더라고요. 전 어디서 얼마 줬어? 라고 묻지도 않고 다음날 당장 병원으로 갔습니다. 우선 상담을 받고 금액 얘기를 들었는데 생각보단 비싸지 않았습니다. 그간 눈밑에 투자한 아이크림 값에 비하면 전혀 비싸지 않았어요. 예약날짜를 잡고 드디어 수술당일, 평소 엉덩이 주사도 제대로 못 맞는 제겐 눈에 마취 주사를 맞는다는 건 정말 제일 견디기 힘든 두려움과 고통이었습니다. 우선 수술 전 원장선생님께서 제게 종교를 물으시더니 기도를 해주시더라고요. 너무 너무 맘이 편안하고 안심이 되었습니다. 그리고 마취 주사를 놓으셨는데 공포감만 있을 뿐 수술 내내 통증은 없었어요. 한 40~50분 정도의 눈밑지방 재배치 과정을 끝마치고 회복실에 앉아 있는데 눈밑이 살짝 뻐근하더니 시야가 흐려지면서 초점을 못 맞추겠더라고요. 수술당일만 지나면 다음날부터는 조금씩 괜찮아지고 사람에 따라 부기 정도가 다른데 이웃집 언니 같은 경우는 전혀 붓지 않는 반면 저는 약 2주 정도 부기가 있었습니다. 그리고 한동안 눈에 이물질(누런 눈곱) 같은 게 올라와서 좀 불편했지만 병원에서 주신 주의사항 잘 지킨다면 별 문제없이 잘 아물 수 있습니다.

평소 성형 수술에 성자만 들어도 반발하는 저희 신랑은 제가 뭘 했는지도 모를 정도로 티 안 나고 눈밑지방재배치 수술 후 얼굴이 야위었다며 요즘 살이 빠진 거 같다고 하더군요. 오랜만에 보는 친구들이랑 친정 식구들은 어딘가 모르게 어려지고 예뻐졌다고 하더라고요. 제가 거울을 봐도 얼굴의 인상이 좀 순해지면서 동시에 청순해 보이기까지 하구요, 어느 각도에서 사진을 찍더라도 눈밑지방 불룩한 부분은 온데간데 없고 정말 정말 만족스럽습니다.

단 부기가 가라앉고 1달에서 2달 동안은 눈밑에 다크서클이 생긴 것처럼 시꺼멓게 보였는데 지금은 거의 사라져 정말 예뻐졌답니다. 정말 대 만족입니다. 저처럼 눈밑지방 때문에 고민하시는 많은 분들, 이젠 아이크림에 의존하지 마세요. 평생 발라도 안 없어집니다. 사실 전 눈밑지방이 주름이라고 생각했었거든요. 주저하지 마시고 눈밑지방제거 해서 자신 있게 당당하게 다닙시다. 안 아프고 예쁘게 수술해 주신 김성완 피부과 원장님, 감사합니다.

28. 날짜에 따른 눈밑지방재배치 수술 경과 후기 참고하세

요!!!!!!(2008-05-23)

저는 30대 남성으로 08년 3월에 레이저 눈밑지방재배치 수술을
하게 되었습니다. 결론부터 말씀드리자면 현재 100% 만족하고 있
습니다. (...)

병원선택: 처음엔 긴가민가하기도 하고 과연 잘할까 생각도 들
　　　었지만 일단은 예약 완료.

수술당일 병원도착: 수술 들어가기 까지 긴장의 연속, 원장님의
　　　기도와 함께 시작: 가장 걱정했던 마취주사, 신기하게도 정
　　　말 하나도 안 아픔.

5분 후 수술 시작: 레이저로 뭘 태우는 냄새가 수술 중 계속 나
　　　지만 아프진 않고, 눈알이 불편한 정도.

20분 후 한쪽 마침: 다른 쪽 마취하고 5분 후 수술 시작해서 20분
　　　후 마침. 총 50분 이렇게 수술은 끝남.

밸런스 조정: 양쪽을 다 마치고 난 후 정말 꼼꼼하게 밸런스를
　　　맞춤. 2~3차례

회복실: 10분 정도 얼음 마사지 후 엉덩이 주사 맞고 나면 완전 끝.

주름 레이저 리프팅(병도옵션): 이건 정말 따끔거리고 아프지만 1
　　　분도 안 걸려서 시술 끝.

수술당일: 눈알을 움직이는데 불편하고, 눈알이 빨개지고, 눈곱
　　　이 많이 낌.

수술 다음날: 모든 증상이 그대로지만 하루 전 보단 조금 편해짐.

수술 3일째: 눈밑의 반창고를 제거하고 나면 눈밑이 퀭해 보이 지만 좀 더 편해짐.

수술 1주일째: 부기가 많이 가라앉음. 그동안 얼음 마사지를 열 심히 해 주어야 함.

수술 2주일째: 확실히 많이 자리 잡았고, 부기는 거의 다 빠지고, 불편함들은 거의 다 사라짐.

수술 1달째: 거의 다 자리 잡았고, 그동안 괴롭혔던 눈밑의 지방 이 어디로 갔는지 신기할 따름.

수술 2달째: 만족도 100% 정말 기분 좋습니다. 원장님의 실력에 감탄할 따름입니다.

29. 레이저 눈밑지방재배치 수술 후, 눈이 시원해 보여서 좋아요

(2007-07-03)

언제부터인가 아침에 일어나면 눈밑이 처지고 볼록한 주머니 같은 것이 생겼습니다. 피곤해서 그런가 보다라고 크게 신경 쓰지 않았는데 시간이 지나면 지날수록 점점 심해져서 이젠 항상 눈밑 이 볼록하게 자리 잡아 지방이 심하게 나와 있었습니다. 우리 할 머니처럼 화장을 해도 이상하고 직장에서 보는 사람들 마다 피곤 해 보인다는 등, 울었냐는 등, 아프냐는 등 하도 그래서 거울보기도 싫어지고 외모에 대해서 불평이 많았습니다.

그러던 어느 날 지인의 소개로 김성완 피부과를 알게 되었습니다. 사이트 등 방문해서 후기도 읽어보고 원장님 수술경력과 여기저기 언론에서 주목한 병원이라는 걸 알았습니다. 병원에 대한 신뢰가 생겨 상담 받은 후, 시술날짜를 예약을 했고, 시술날짜가 다가오자 떨리는 가슴을 안고 시술을 받았습니다. 눈밑지방재배치 수술시간도 생각보다 짧아 레이저로 간단하게 시술할 수 있어서 좋았습니다. 시술 중 정말 원장님 말씀대로 좀 따끔한 정도였지만 거의 아프지 않았습니다.

지금은 시술한지 3달 정도 되었는데 예전처럼 눈밑에 볼록한 것도 없어져서 넘넘 좋습니다. 제가 쌍꺼풀 수술을 잘못해서 눈모양이 이상해 안 예쁠 수도 있다고 하셨는데 걱정보다 넘 잘된 것 같아서 시술에 대해 너무 만족합니다. 저처럼 눈밑지방 때문에 고민하시는 분들은 주저 마시고 김성완 피부과로 오셔서 상담이라도 받아 보세요. 눈밑이 밝아지고, 눈이 커졌단 얘기도 많이 듣게 되었답니다. 정말 눈이 시원해 보여서 좋아요.

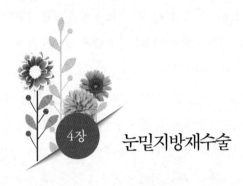

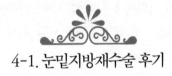

4-1. 눈밑지방재수술 후기

1. 눈밑지방재수술을 신중하게!(50대 중반, 3달 후, 2014-06-17)

　3년 전에 다른 병원에서 눈밑지방제거 수술을 했는데, 안 했을 때보다도 눈밑이 더 두둑해서 너무나 맘고생이 심하고 우울증에 시달렸습니다. 매일 신문을 보며 눈밑지방과 연관된 모든 광고와 사설을 유심히 읽으면서 계속 새로운 병원을 찾아다니며 상담을 해보곤 했습니다. 재수술을 하기 위해서 여러 군데 상담을 다니던 중 김성완 피부과를 와보니 '아! 이병원이구나' 하는 감이 왔습니다. 이미 한 번의 잘못된 수술경험이 있기 때문에 냉정하리만큼 꼼꼼히 체크하였습니다. 경비가 다른 곳보다 비싼 것을 상담할 때 알았지만 조금도 개의치 않았습니다. 우울증에 시달린 그 아픔은 겪어보지 못한 사람은 이해하지 못할 것입니다.

눈밑지방재수술할 때도 정말 많이 놀란 점은 다른 병원은 수술할 때 수면 마취를 해서 수술 후 깨어나면 끝이었는데 김성완 원장님은 마취도 국소 마취를 하셔서 잠들지 않고 눈 주위만 신경마취를 하고 시술을 하는데 수도 없이 일어났다 앉았다를 반복하면서 지방재배치가 잘되었나 수도 없이 체크하시는 모습을 보고는 이렇게까지 꼼꼼하게 할 줄은 상상도 못했습니다. 저도 지난 번의 수술이 잘못되었기 때문에 수술하고 나서 주의사항을 열심히 따랐습니다.

집이 화곡동이어서 꽤 먼 거리임에도 불구하고 '이 병원을 정하기를 잘했구나' 느낍니다. 또 제가 정육점을 하면서 하루 100명이 넘는 손님들을 만나는데 그 중에서도 가끔 눈밑지방이 너무 이상해서 아픔을 겪는 손님들을 너무 많이 보았습니다.

돈이 문제가 아닙니다. 김성완 선생님의 꼼꼼한 손길과 수술. 일평생 처음 겪었고 나 자신의 믿음과 수술 후 주의사항을 철저히 지킨 결과로써 완벽하게 시술되었을 것이 아닐까 싶습니다.

정말 감사합니다.

2. 눈밑지방재수술 후 병원 여러분들 정말 감사드려요^^ (30대 후반 주부, 2013-12-20)

원래 눈꺼풀이 얇은 편이라 다크서클도 있었고 눈밑 처진선도 있었는데 아이를 출산하고 관리도 전혀 못 했던 데다, 30대 후반이 되자 눈밑 선이 더 깊어지고 진해졌습니다. 그러던 차에 눈밑지방 재배치라는 수술이 있다는 걸 알게 되었고, 요즘 여러 성형외과에서 아주 보편화된 간단한 수술이란 걸 알게 되었지만 너무 병원이 많아서 어떤 곳을 선택해야 할지 몰랐습니다. 그래서 눈밑지방재배치 만을 전문으로 하는 병원을 찾던 중 '김성완 피부과'가 눈밑지방재수술 분야에서 유명한 곳임을 알게 되었습니다.

예전에 얼굴 전체 지방이식을 받은 적이 있어서 다른 분들보다 수술시간도 2배로 길었고 푹 잠자고 일어나면 되는 수면 마취가 아니었기에 수술 당시에는 너무 힘들기도 했지만 2달이 지난 지금, 처진 선도 많이 완화되었고 눈밑 애교살도 예쁘게 만들어졌네요.^^

신앙심 진실하신 김성완 선생님, 바쁜 스케줄로 많이 힘드실 텐데도 늘 온화하신 미소로 환자를 대해주시고 이렇게 좋은 결과 맞게 해주셔서 너무 감사드려요.^^ 힘든 과정 속에서 손잡아주시고 힘이 되어주신 친절했던 간호사 선생님들께도 감사 말씀드려요~!!

3. 레이저 눈밑지방재수술!(50대 중반 남자, 2013-12-10)

저는 항상 눈밑이 불룩하게 나와서 얼굴 인상이 어둡고 피곤해 보였습니다. 그래서 예전에 성형외과에서 외과적 수술을 받았고, 그후 시술결과에 만족하지 못하고 늘 마음이 불편하였습니다.

그러던 중 우연히 신문에서 레이저로 눈밑지방재수술도 가능하다는 김성완 피부과를 알게 되었고 시술을 결정하게 되었습니다.

시술당일 친절하신 원장님과 간호사님들 때문에 일단 수술이 안심이 되었고 마음 편히 재수술을 받았습니다. 수술 후에도 별 어려움 없이 관리할 수 있었습니다. 또한 수술결과도 매우 만족스럽게 되어서 다시 한 번 김원장님께 감사드립니다.

수술 후 눈밑에 약간의 주름과 그늘진 그림자 때문에 마음이 쓰였는데 3개월 후 재방문 때도 처음과 다름없이 눈가의 문제를 친절히 치료를 해주셔서 제가 오히려 미안하고 감사한 마음이 들었습니다.

앞으로도 더욱더 번창하십시오! 감사합니다.

4. 나의 눈밑지방제거 후 엄마 재수술도 여기로 결정!(20대 초반, 2년 후, 2011-12-26)

저는 부산에 사는 20대 초반 여자입니다. 어린 나이지만 유전적으로 아이백이 있어 찾아보다 김성완 피부과를 알게 되었고 여기저기 고민 후 이곳이 제일 낫다는 결론을 내리고 서울로 올라와 수술을 받았어요. 자가혈까지 받아 다크서클과 아이백 없는 깔끔한 인상이 되어 너무 만족했습니다. 전에 다른 곳에서 눈밑지방제거 시술을 받은 엄마는 지방이 다시 차오르고 수술한 후 애교살이 없어져 제 눈을 볼 때마다 너무 잘 됐다며 부러워 하셨어요. 수술 후에도 만족을 못하셔서 고민하시는 엄마를 보며 안타까움과 저는 제대로 된 병원을 찾아 다행이라는 뿌듯함(?) 이 동시에 들었어요. 결국 엄마와 함께 김성완 피부과를 다시 찾아 엄마는 눈밑지방재수술을 하시기로 했습니다.

성공한 저를 보시고 망설임 없이 결정하셨답니다. 수술 후의 엄마 모습이 너무 기대되네요. 망설이는 분들 있으실 텐데 다른 병원과의 차이를 직접 본 사람으로 자신 있게 추천합니다.

5. 타 병원에서 눈밑지방수술 레이저 치료 후 재수술 받았어요(20대 후반, 2011-05-02)

안녕하세요. 저는 2009년 7월경에 눈밑지방제거재수술을 김성완 피부과에서 했습니다. (다른 곳에서 지방제거를 한 적이 있습니다)

어렸을 때부터 유전으로 인한 눈밑지방 때문에 스트레스를 많이 받아서 20대 초반에 타 병원에서 지방수술 레이저치료를 받았었습니다. 4년 뒤쯤에 수술 받은 자리에 지방이 다시 차오르게 되어, 김성완 피부과에 방문하여 눈밑지방재수술 상담을 받았고, 눈밑지방재수술을 하고 2~3년 가량이 지난 지금 굉장히 만족해하고 있습니다.

특히 눈밑지방재수술의 경우 처음 수술보다 더 까다롭고 힘든 수술이라는 점에도 불구하고 꼼꼼하게, 더불어 수술 후 지방재배치도 예쁘게 잘해 주셔서 인상도 더 좋아진 느낌입니다. 지금은 저희 어머니도 제가 이쪽 병원으로 강력 추천하여 모시고 와서 수술을 최근에 받았습니다.

김성완 피부과 정말 최고의 선택이었다고 생각합니다. ^^

6. 다른 병원에서 눈밑지방이식 후 눈밑지방재수술 받았습니다

(30대 중반, 1주 후, 2010-11-20)

- 자가지방 이식 후 눈밑지방재수술, 다크서클 -

요즘은 나이가 많지 않아도 다크서클이나 눈밑이 볼록 나오면서 생기는 주름 때문에 신경 쓰는 사람이 많은데요, 저 같은 경우는 눈밑이 볼록하게 처진 것과 다크서클 때문에 고생을 많이 했습니다. 눈밑 처짐 같은 경우는 지방제거로 되지만, 다크서클은 미세지방이식을 했는데 저같이 잘못된 수술로 고생하는 사람이 없길 바라면서 후기를 남깁니다.

김성완 피부과에서 눈밑지방재수술을 했습니다. 처음 눈밑지방제거와 자가지방 이식은 정말 조사도 많이 하고 여기저기 소위 쁘띠성형한 사람에게 물어보고 정했는데 수술결과는 정말 눈밑에 광대뼈라인 쯤에 주사기로 주입했던 지방이 뭉쳐서 도드라져 보이게 되었습니다. 자가지방은 어느 정도 흡수가 되기 때문에 정상 상태보다 많이 넣어야 한다고 해서 그런가 보다 했는데 얼굴이 부어 보이는 건 둘째 치고 눈밑에 지방이 울룩불룩하게 뭉쳐있으니, 사람들이 볼 때마다 눈밑에 모기 물렸다고 하는 사람도 있고, 회사생활 하는데 스트레스도 많이 받고, 사람들 만날 때도 위축되는 것 같고, 마음고생 많이 하다가 도저히 이렇게 된 상태로 살기 힘들어서 재수술을 알아보게 되었습니다. 보통 재수술 할 정도로 시술이 잘못되면 사람들이 흔히 처음 수술 받았던 병원을 방문하는데요. 처음에 믿고 했던 곳에서 결과가 이렇게 잘못 나왔는데 거기서 다시 재수술을 받는 건 아닌 것 같더라고요. 뭉친 지방 때문에 한번 찾아가서 상담을 했었는데 '시간 지나면 흡수되어 괜찮다', '내가 보기엔 미끈하게 잘 됐다'는 등의 얘기만 듣고 온갖 눈밑지방재수술 관련 인터넷, TV, 잡지를 뒤지다가 정말 우연히 김성완 원장님을 알게 되었고 재수술환자 비율이 많다는 것을 보고, 큰맘 먹고 재수술을 받았습니다.

상담하러 처음 갔을 때부터 뭉친 지방이 너무 피부 표면 가까이 있어서 완전히 매끈해지기 힘들 수도 있다고 하셨는데 사실 다른 성형외과에서도 재수술 상담을 했었지만 다 이렇게 얇은 눈밑에 뭉친 것을 방법이 없고 결과를 책임질 수 없다는 곳도 있었고, 그래도 여기 원장님처럼 재수술을 당연히 해야 되고, 하면 더 나아질 거라고 말해주는 병원은 없었기 때문에, 재수술을 해야 하는 사람 입장에서는 마지막 희망 같은 곳이라고 얘기하고 싶네요.

　제 옆에 수술 받은 사람도 재수술이었다고 하는데, 1시간 반 정도 보통 걸린다는 재수술이 저는 거의 4시간 걸린 것 같고요. 한 번 잘못되고 나니 두 번째 수술은 또 왜 그리 못 믿어 운지, 수술실 누워서는 저에게 종교 있냐고 하셔서 기독교라고 했더니 시작 전에 기도를 먼저 하고 나니 한결 마음이 진정되더라고요. (종교가 없는 분들도 심신 안정에 좋을 듯^^) 타는 듯한 냄새와 소리 등등 때문에 많이 무서워했는데, 그때마다 괜찮다고 진정시켜 주시고, 정말 기계적으로 수술했던 이전 성형외과와는 달리 진심으로 대하는 마음이 팍팍 느껴지더라고요. 그래도 무서운 건 어쩔 수 없어서 중간에 한번 움찔~! 했더니 옆에 간호사분들이랑 다들 놀라셨다는. ㅎㅎ 그리고 수술 중간 중간에 몇 번이나 일어나서 위에 라이트 같은 것 비춘 상태에서 지방 뭉친 곳 계속 체크하면서 현 상태 보면서 하니 한결 안심이 되고요. 그리고 좌우 맞춰서 보느라 또 수술 후 몇 번 앉았다 누웠다 했는데.(아 제 문제는 지방 뭉침뿐만이 아니라 대칭이 안 맞았거든요) 그것도 계속 상태를 보면서 눈밑지방재배치

와 함께 시술해 주시는 것도 믿음이 갔습니다.

지금은 수술한지 1주일 좀 더 됐는데, 선생님 말씀으론 아직 다 가라앉은 게 아니라고 하시지만 제 눈에는 뭉침이 없이 매끈한 것 만으로도 완전 다 원상복구 된 느낌이고요. 처음엔 힘들 수도 있 다 했는데 3~4시간에 걸친 재수술 후에 양쪽 다 완전 매끈!! 하답 니다. 어찌나 신기한지. 자꾸 거울을 뚫어지게 보게 되네요.

저같이 다크서클이나 지방주머니 늘어진 것 때문에 고민하는 분들께 하고 싶은 말은, 함부로 아무데나 막 넣으면 안 되는 것, 신 중하게 여기저기 후기나 시술결과를 보고 결정하면 좋겠고요. 경 험 많고 정말 환자상태와 입장에서 시술해주는 병원인지 고려하 는 게 중요한 것 같습니다. 그리고 혹시 이미 수술을 한 번 받았는 데 잘못된 결과로 괴로운 분들이 있으시다면 재수술에 대한 두려 움이나 그런 것 극복하고 꼭 김성완 피부과에서 상담 받아보셨으 면 합니다. 다른 성형외과에서 이렇게 피부 얇은데 잘못된 건 힘 들다 했었거든요. 그땐 정말 좌절이었는데 지금은 양쪽 균형도 맞고, 매끈하고 빨리 부기 가라앉아서 수술한 티 없어졌으면 좋겠네요.^^

진짜 마지막으로 자가지방 이식 하는 분들, 쁘띠성형 잘한다고 해도 코나 이마와 달리 눈 아래는 피부도 얇고, 또 흡수된다고 많 이 넣고, 그래서 눈밑 전문으로 하는 병원을 가십시오. 저도 쁘띠 성형 자가지방이식 잘한다고 소문난데 갔는데, 눈밑과 다른 부위는 특성이 다른 것 같아요. 처음 하는 분들은 처음부터 김성완 피부과에서 하시고, ㅎㅎ 재수술하는 분들은 다른 성형외과에서 당황하지 말고 일단 여기서 상담 받아보세요. 그럼 이만.

7. 눈밑에 필러를 주입 후 레이저 눈밑지방재수술(30대 중반, 1개월, 2010-04-21)

수술 전 사람과 만나기가 두려울 정도로 자신감이 없었다. 항상 안경을 착용하고 다녀야 했다. 조금만 피곤하면 붓고 그리고 항상 피곤해 보인다는 말을 들었다. 고민 고민 끝에 언니의 권유로 상담을 받고 수술을 결정했다. 수술 후 크게 불편한 점도 없었고 출근도 가능했다. 정말 자신감도 생기고 특히 안경을 벗었다는 것은 정말 만족스럽다.

눈밑에 필러를 주입했는데 깨끗이 제거가 되어 나 같은 고민에 있는 사람들이 있다면 이곳을 추천해 주고 싶다. 나는 직업이 메이크업한다. 그래서 많은 신부들을 만난다. 결혼을 하는 신부님들이 눈밑이 어두워 보이고 처져 보인다고 처진 눈밑이 너무 싫다고 여러 가지 말을 나에게 하곤 한다. 그러면 난 자신 있게 말해 줄 수 있다. '꼭 수술을 해보라'고, 여기 김성완 원장님은 정말 꼼꼼하신 분이라 눈밑지방재수술도 잘하신다고 권유해 준다. 자신감을 회복시키는 데는 정말 필요하다.

8. 눈밑지방재수술 했는데 1차 수술 흉터도 흐려지고 다크서클도 좋아졌어요!(40대 후반, 2009-08-17)

저는 김성완 피부과에서 눈밑지방제거재수술을 받은 49살 중년 여성입니다.

저는 이른 나이부터 남들과 다르게 다크서클과 눈밑처짐 증상이 있어서 많은 스트레스를 받아왔고 37살에 성형외과에서 1차 수술을 받은 적이 있습니다. 그후 처음에는 마음에 들었으나 몇 년이 지나면서 다시 눈밑에 지방이 볼록 나오기 시작했고 1차 수술한 자리도 나이가 들면서 선명하게 선이 보였습니다.

김성완 원장님께서는 재수술을 하면 오히려 1차 수술 흉터가 흐려질 수 있다고 하셨습니다. 수술을 받고 지금은 2달 반이 지났는데 정말 지방은 물론 1차 수술 흉터도 흐려 보여 아주 만족하고 있습니다. 또 누구나 수술이라는 것에는 마음이 불안하기 마련인데 수술시 선생님께서는 너무나 친절하시고 환자의 마음을 편하게 해주시는 놀라운 기술을 가지셨습니다. 너무나 마음이 편했고 앞으로 예후를 지켜보면 더 자연스러운 눈이 될 수 있다고 하시니 기대됩니다. 감사합니다.

9. 성형외과에서 시술 후 다시 찬 지방으로 눈밑지방재수술 결

심!(30대 후반 여성, 2009-05-13)

저는 친구의 이모님과 친구의 시술결과를 보고 눈밑지방재수술 잘하는 병원으로 알려진 김성완 피부과를 찾게 되었습니다. 눈밑 지방 때문에 고민하던 친구가 이곳에서 수술을 받고 수년간의 고민에서 벗어나는 것을 보고 확신을 갖고 찾았습니다. 저는 1년 전에 한 성형외과에서 한 번의 지방제거 수술을 받은 경험이 있었습니다. 그러나 1년이 못가서 다시 차는 지방을 보고 재수술을 결심하였습니다. 성형외과에서는 10분에서 20분 사이에 끝냈으나 이곳에서는 1시간 정도 걸려 세심하게 받으면서 이 '수술은 전문병원에서 해야겠구나'란 생각이 들었습니다.

너무나 인자하신 선생님과 수술 후 김밥까지 챙겨주는 간호사들을 보며 정말 감동했고 수술 내내 자신의 입장에서 애교살의 형태를 잡아주는 것도 큰 힘이 되었습니다. 이제 3주 정도 되었는데 눈형태가 눈매교정술을 받은 것 마냥 자연스럽고 시원해지고 어려져서 크게 만족하고 있으며, 이렇게 좋은 소문이 난 것은 역시 실력 때문이시구나 하는 생각이 들었습니다.

앞으로는 제 피부는 여기에 맡길 것이고 더욱 번창하시길 바랍니다.

10. 눈밑지방재수술, 시술결정 참 잘한 것 같습니다!(2007-06-12)

저는 작년에 성형외과에서 눈밑지방 및 피부절재 수술을 받았습니다. 약 1년이 경과해 보니 다시 오른쪽 눈이 처지는 현상이 발생하였습니다. 시술한 지 얼마 안 되었는데 다시 재발되는 부작용이 있었고, 양쪽 눈이 짝짝이가 되어서 늘 신경이 쓰였습니다. 여기저기 수소문을 해 보아도 다시 생긴 지방은 더 이상 시술이 어렵다는 이야기를 듣던 중 김성완 피부과에서 레이저를 이용한 눈밑지방재수술이 상당한 효과가 있다고 하여 반신반의하며 상담을 하고 일단 오른쪽 눈만 지방제거술을 받았습니다. 재시술이라서 그런지 시간이 좀 오래 걸렸지만, 통증은 참을 만하고 약간의 태우는 냄새가 났습니다. 수술 후 부기는 칼로 절개한 것에 비해 20~30% 정도만 부었고, 10일 정도 있으니 완전히 빠졌습니다. 레이저 시술이라서 그런지 일상생활에 지장 없이 시술 후 하루 지나고 바로 출근도 가능했고, 다른 사람들이 전혀 알아보지 못했습니다. 요즘 젊어졌다는 말을 들었을 때 참 흐뭇합니다. 이제 1달 정도 지났는데, 눈밑지방은 정말 감쪽같이 없어졌고, 눈모양도 시간이 지나니 점점 좋아지고 있어 이곳에서 시술결정을 참 잘한 것 같습니다.

원장님께 감사드립니다.

11. 눈밑지방재수술로 상처 받은 마음을 위로해 준 김성완 피부

과(2006-08-16)

본인은 2006년 5월 22일 눈밑지방제거 수술을 받았습니다. 약 1주일 동안 진물이 나오고 눈밑이 약간 따끔했으나 참을 만했고, 수술 후 눈안에 상처가 아물기 전에 나타날 수 있는 현상이라고 했습니다. 저는 두 군데 병원에서 수술 받은 경력이 있는데, 다른 곳에서 수술이 잘못되어 많이 회의적인 상태에서 마지막으로 김성완 피부과를 방문하였습니다.

선생님께서 메디컬 TV 케이블 방송에서 시술 전, 후 사진을 보여주셨는데, 정말이지 저보다 심한 사람들도 감쪽같이 시술하시는 걸 보고 물어 물어 먼 곳에서 서울까지 찾아갔습니다.

눈밑지방재수술 시에 선생님께서 꼼꼼하게 시술해 주셔서 믿음이 갔고, 약간 통증은 있었지만 참을 만했습니다. 약 3개월이 경과하여 내원했는데 저는 눈밑지방이 조금 남아 있는 것 같이 느껴졌는데, 선생님은 피부가 늘어져서 그런 현상이라며 눈밑 폴라리스 레이저나 박피를 권하셨는데 박피는 약 6개월간 붉은기도 있고 관리를 요한다고 하셔서 차후에 폴라리스 레이저를 할까 생각 중입니다.

12. 1차 눈밑 절개 후 실패. 2차 레이저 눈밑지방재수술 대 만족

(2005-12-09)

언제부터인가 아침에 자고 일어났을 때 피곤할 때면 눈밑이 불룩해지는 걸 느끼기 시작했습니다. 몸 컨디션이 좋을 때면 좀 덜하고 컨디션이 안 좋을 때면 그 현상이 더 길어지는 것 같았습니다. 눈밑에 불룩하며 나이가 들어 보이고 고집스러워 보이기 때문에 제 마음과 반대로 나타나는 제 얼굴의 모습이 싫었고, 20대 후반에 큰맘 먹고 성형외과에서 한차례 수술을 했는데, 그때는 지금과는 달라서 수술기법이 눈밑을 절개하고 지방을 빼는 수술을 했습니다.

수술을 하고 나서 그 당시는 불룩한 게 없어진 것 같았고, 괜찮은 것 같았는데 한 가지 단점은 애교살이 없어졌습니다. 그럭저럭 10년을 살다보니, 언제부터인가 그 지방이 자꾸자꾸 생기기 시작했고, 자고나면 더 불룩해졌으며, 얼굴보기가 싫어졌습니다. 그래서 이번에 또 큰 맘 먹고 몇 번의 망설임 끝에 수술을 하기로 마음먹고 인터넷 검색을 하니까 김성완 피부과가 눈에 띄었고, 원장님의 눈밑지방재수술에 대한 많은 경험과 시후 만족도가 높은 것을 알게 되었습니다. 바로 김성완 피부과를 찾게 되어서 상담을 거쳐서 예약 후 눈밑지방재수술을 받게 되었습니다. 지금은 수술한 지 이제 20일 정도 지난 것 같습니다. 눈 안쪽으로 절개하지 않고 레이저로 수술을 했기 때문에 수술 자국이 전혀 남지 않았고, 수술한 흔적이 전혀 나지 않았습니다. 남들도 수술을 한지 전혀 모릅니다. 지금은 부기는 다 빠졌고, 저는 지방이 워낙 많아서였는지 지방이 많던 부위가 갑자기 빠지니까 주름이 조금 잡히는 것 같습니다. 그리고 없던 애교살이 조금 생겼고, 아직은 자연스럽지가 않은데 그대로 수술을 하기를 잘한 것 같은 느낌이 듭니다. 시간이 조금 지나고 자리가 잡히면 훨씬 자연스럽고 예쁜 모습이 되지 않을까 싶습니다.

김성완 피부과에서 수술을 한 것을 잘한 것 같고 원장님께 감사드립니다.

13. 레이저 눈밑지방재수술로 새로운 세상을 보여주셔서 감사합니다(60대 중반 여성, 2014-07-03)

저는 60대 중반의 여자입니다.

저가 어떻게 김성완 피부과를 가게 되었는지 그 동기를 많은 분들께 꼭 말하고 싶고, 많이 많이 홍보하여 저처럼 새 세상을 살아가도록 권하고 싶어 이 글을 올립니다.

저는 개인적으로 성형에 대해 너무나 부정적인 편견을 가지고 있었습니다. 부모님이 만들어주신 그대로 자연그대로 못나 건 잘나 건 생긴 대로 살아가야 한다는 생각으로 저 생각은 60이 넘도록 흔들리지 않았습니다.

그런데 저가 알던 한 지인이 김성완 피부과에서 눈밑지방제거 수술을 10여년 전에 받은 분이 있었습니다. 그 분이 그때 지방제거 했다고 할 당시 어느 피부과에서 수술을 받았는지 관심도 없었고 레이저로 했던지 어쨌든지 저렇게까지 해야 하나 '생긴 대로 놔두지' 하는 생각만 했습니다. 제거하고 난 얼마동안 관리하는데 힘들어하는 모습을 보며 안타까워 만했습니다.

그런데 그 분이 저의 눈밑을 보고는 적극적으로 권하기 시작하여 그 분과 같이 급기야는 10년 전에 갔던 김성완 피부과를 찾아나섰답니다. 압구정역 부근에서부터 그 일대를 온통 찾았으나 보이지 않아 그 분이 어디인가 다른 피부과 병원을 들어가서 자기 이름이 챠트에 있는지 알아보게 되었는데, 다행히 그 병원에서 하는 말이 눈밑 수술을 받은 당시 수술을 받고 몇 번을 다녔냐고 하기에 한 번 밖에 안 갔다고 하니까 '아~ 그러면 김성완 피부과'라고 하면서 위치를 알려 주었답니다. 그래서 찾아 가게 된 김성완 피부과에서 저가 레이저를 이용한 눈밑지방재수술을 받게 되었습니다. 그리고 한 가지 성형외과였다면 아마 가지 않았을 겁니다. 피부과였기 때문에 좋았고 레이저로 한다는 게 저를 더 안심하게 했습니다.

수술받던 날, 더 다행이었던 것은 의사선생님의 인상이 너무 부드럽고 온화하여 믿음을 주었고, 수술을 받으면서도 조금도 겁나지 않아 정말 다행이었습니다. 수술 후 여러 가지 주의사항을 조목 조목 간호사가 적어 주었는데 그대로 실행을 하니 따로 병원 갈 일도 없었어요.

그러니까 그때 다른 피부과를 들어가서 소개해준 그 분의 차트를 찾다가 그쪽 간호사가 자기 병원에서는 1주일에 한 번씩 체크를 해야 한다고 하면서 몇 번을 갔느냐고 물었는데 한 번 밖에 안 갔다고 하니까. 그러면 '김성완 피부과'라고 한 게 확실한 믿음을 주어 바로 수술예약을 했죠.

그 말은 바로 fact였어요.

한 번 밖에 안 갔고 병원에서는 수술 후에 어떻게 어떻게 하라고, 어느 날, 어느 시, 어떻게 하라는 주의사항을 확실하게 적어주었는데 다른 어떤 일보다 이게 가장 우선순위로 병원에서 시킨대로 잘 지켰답니다. 실수 없이 정신 차려 관리하고 1분의 오차도 없이 잘 지켜 그리고는 3개월 째 되는 6월30일 11시에 오라고 하여 갔던 게 2번째랍니다. 그 중간에 궁금한 게 있고 걱정되어 전화로 물어보긴 했습니다. 마지막 3개월 째 되는 날, 간호사님과 대화를 나누면서 저가 글을 올리고 싶다고 말을 했고, 지금 이 글을 쓰고 있는 것입니다.

마지막으로 병원 가는 날엔 저가 마치 예뻐진 모습을 자랑하러 가는 것 같았답니다. 사람을 대할 때 서로 얼굴을 바라보며 눈을 가장 먼저 보는데 여태껏 특히 여자인 내가 눈밑에 축 쳐저 있는 그 모습 그 몰골로 사람들을 대해 왔다는게 부끄러운 생각이 들었고 수술 후 요즘은 세수를 하고 난 맨 얼굴로 거울을 들여다 보면서 너무 행복해 한답니다.

내 눈이 젊었을 때 예뻤던 그 눈매처럼 그때 그 눈매를 보는 것 같답니다. 이젠 맨 얼굴로 밖을 나가도 부끄럽지가 않아요. 옷을 대충 입어도 이젠 자신이 있어요. 얼굴이 예뻐졌으니까요.

눈밑지방으로 축 처져 있는 많은 분들은 부디 글을 읽으시고 곧바로 감성완피부과를 찾아가 보세요. 눈밑 수술로 10년 젊어진 아니 내가 봐도 예뻐진 내 모습에 새 세상을 만난 것처럼 행복하답니다. 옷을 아무리 예쁘고 멋지게 입으면 뭐 합니까. 눈밑에 지방으로 축 쳐져 있는 그런 얼굴로 비싼 옷 입으면 뭐 합니까!

이젠 내 얼굴! 60대 중반인 이 나이지만, 어디라도 내놓아도 될 자신감이 생깁니다.

이 글을 읽으시고 바로 거울을 보세요. 눈밑에 지방이 쳐져 있으면 곧바로 저처럼 지방제거를 하세요! 그러면 3개월 만에 새로운 세상이 펼쳐질 거예요.~

그리고 김성완 원장선생님! 60살이 넘은 저에게 새로운 세상을 살아가게 예쁜 얼굴 만들어주셔서 감사합니다!!

4-2. 눈밑지방재수술 추천(눈밑지방재수술 잘하는 병원)

1. 딸애 수술 후 다시 찾아 저도 눈밑지방재수술 받았어요^^(60대 초반 여성, 2013-03-04)

제가 김성완 피부과를 오게 된 동기는 딸이 눈밑지방으로 상당 기간 스트레스를 받던 중 컴퓨터로 여러 곳을 검색하고 알아보고 다녀본 결과 김성완 원장님이 가장 먼저 눈밑지방수술을 시작하셨고 그에 대한 환자들의 반응이 좋아 수술을 받게 되었습니다.

딸의 만족도는 거의 100% 정도 이었습니다.

저는 물론 나이가 훨씬 많아 좀 걱정되었지만 딸의 적극적인 권유로 이 병원을 찾게 되었고 눈밑지방재수술을 받았습니다. 저의 경우는 재수술이라 조금 걱정이 되었지만 특히 제가 수술을 원했던 것은 눈밑주름이 상당한 콤플렉스로 다가와 대인기피증이 좀 있었습니다. 그리고 딸의 수술을 보고 저도 확신을 가지고 수술을 받았습니다. 저 또한 수술 후 주위 분들로부터 '얼굴이 젊어졌다,' '

피부가 고와졌다'는 등의 말을 많이 들었습니다.

친절한 선생님과 병원식구들의 도움으로 예전보다 얼굴에 대한 자신감이 들어 대단히 감사하게 생각하며 김성완 피부과를 적극 추천합니다.

2. 안과의사도 인정하는 눈밑지방제거재수술(50대 중반, 2011-12-28)

저는 50 중반 주부입니다.

30대 중반에 눈밑지방이 심해 눈밑지방제거 수술을 받았고 50대에 다시 재발하여 참으로 난감한 시간을 보냈습니다. 울어서 부운 것도 같고, 화가 나 보이는 것도 같고, 늘 외모 콤플렉스로 안경을 쓰고 다녔습니다. 더 이상 망설일 수 없어 인터넷검색을 통해 눈밑지방수술에 탁월하다는 김성완 피부과를 알게 되었습니다. 재발가능성을 걱정할 필요가 없다는 내용을 보고 눈이 번쩍 뜨였습니다. 한 번으로 족하다면 왜 진작 몰랐을까? 하는 안타까움도 들었습니다. 지방제거 시술을 받는 동안 의사선생님의 편안한 목소리와 주위 간호사들의 침착하면서도 부드러운 애정의 시선이 신뢰감을 더해주었습니다. 수술인데다 안구건조증이 심해 다른 사람들보다 더 많은 고생을 했습니다. 처음에는 재수술이라 많이 붓고 눈이 아픈가보다고 생각했는데 동네 안과에 가서 진단해보니 안구건조가 원인인 것을 알게 되었습니다. 안과의사는 지방제거 수술을 했다는 말을 듣고 많이 놀라워 하였습니다. 눈 안쪽 결막을 통해 정교하면서도 전혀 표시가 나지 않는 수술노하우에 혀를 내두르셨습니다. 아주 수술을 잘해주셨다면서 칭찬을 거듭하고 안구건조증만 치료하면 눈이 편해질 거라고 말했습니다. 지금은 4개월이 되었습니다. 30대 중반에 수술했을 때는 눈이 어색하고 사람들이 자세히 바라볼 때는 자신이 없어 고개를 숙이곤 했습니다. 그리고 눈 아래 결막이 뒤집어진 듯 빨간 살가죽이 보여 조금 무섭기도 했습니다. 그런데 지금 놀랍게도 그런 결점까지도 보완해주는 눈 살짝 애교살이 드러나 사랑스런 표정이 되었습니다. 물론 이전에 눈밑이 수술자국으로 매끄럽지 못한 부분도 어디로 사라졌는지 자꾸만 거울을 보게 되는 행복감에 젖어있습니다. 재수술이란 복잡한 수술을 한마디 불평도 없이 정성껏 수술해주신 원장님께 진심어린 감사를 늘 전하고 싶습니다.

김성완 피부과를 알게 된 나 자신이 대견스럽고 얼마나 자랑스러운지 모릅니다! 인상과 젊음이 업그레이드 되니 마음도 생각도 자신감으로 채워지네요. 이 모든 것을 선물하신 김성완 피부과가 우리나라에 있다는 것이 바로 행복 그자체입니다!

3. 지방이식 후 눈밑지방재수술 체험기(2009-03-16)

제가 김성완 원장님을 처음 뵌 게 2000년도 였습니다. 눈밑에 볼록하게 튀어나온 지방 때문에 항상 고민해 왔는데 여러 병원을 알아보던 중 눈밑지방재수술 전문인 김성완 피부과를 선택하게 되었습니다. 김성완 원장님께 상담을 받고 바로 수술을 결심하였습니다. 그 정도로 원장님의 말씀에 신뢰가 생겼습니다. 그리고 수술을 받았는데 정말 감쪽같이 눈밑에 있던 지방이 제거되었습니다. 항상 원장님께 감사한 마음을 갖고 있었습니다.

그런데 작년에 강남에 있는 성형외과였는데 친구가 지방이식 상담한다고 해서 같이 가서 얼떨결에 상담을 받게 되었습니다. 저보고 얼굴에 자가지방 이식을 하면 훨씬 더 괜찮을 것 같다고 해서, 또 친구하고 같이 지방이식 수술을 하면 싸게 해준다는 말에 눈밑과 볼에 지방이식을 받았습니다. 하지만 지방이식을 받고 난 후 눈밑에 지방이 뭉쳐서 멍울 같은 게 느껴졌고 정말 생각하고 싶지 않을 정도로 얼굴에 스트레스를 받았습니다.

그러던 중 김성완 원장님이 문득 생각나서 다시 상담을 받고 재수술을 해달라고 제가 부탁드렸습니다. 다른 병원에서는 전부다 눈밑지방재수술이 안 된다고 하였는데 저는 원장님께서 수술을 잘해주셔서 지금은 지방이식 받기 전 얼굴로 다시 돌아갈 수 있었습니다.

너무 감사드리고 지방이식을 하려고 하는 분들이 있다면 정말 신중하게 생각하고 병원 선택을 잘해야 합니다. 제가 생각하기엔 김성완 피부과를 적극 추천해드리고 싶습니다. 감사합니다.

4. 묵은 체증이 싹 가시는 눈밑지방제거 재수술(2007-10-22)

39세 때 눈밑지방이 심해서 성형외과에서 수술을 했는데 비대칭인관계로 성형외과 선생님이 배에서 지방을 빼서 이쪽저쪽에 주입해주었다. 1달 동안 거의 퉁퉁 부은 얼굴에 모자만 쓰고 다니며 성형외과 선생님이 몇 달 지나면 자연스러워질 것이다. 지금은 금방해서 그렇다 하고 기다리라고, 하지만 6개월, 1년이 지나도 비대칭인 것은 바뀌지 않고 더욱 선명하게 비대칭으로 거울을 보면 더욱 인상이 사나워보여서 고민하고 안경을 안 쓰면 신경 쓰일 정도로 콤플렉스였다. 3년이 지난 어느 시점에 다른 성형외과에 가서 물으니 수술을 할 수 없다고 한다.

하지만 얼마 전 동생이 김성완 피부과에서 눈밑지방제거 수술을 받았는데, 자연스럽고 오히려 더욱 인상이 부드러워져 있는 것을 볼 수 있었다. 그래서 나도 상담을 해보고 눈밑지방재수술을 했는데, 그간에 고생하고 몇 년 동안 묵은 체증이 싹 가시는 듯 눈밑지방제거 재수술은 성공적인 듯 지금은 거울 속에 부드럽게 웃고 있는 내 모습을 볼 수 있다. 내 주위에 한다면 꼭 권유해 주고 싶은 맘도 생긴다. 김성완 피부과 선생님께 감사드린다.

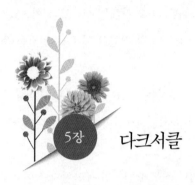

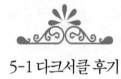

5-1 다크서클 후기

1. 다크서클을 지우지 않아도 되서 너무 좋아요!!^^(20대, 2014-
06-05)

저는 아주 어릴 때부터 있던 눈밑지방과 다크서클에 큰 콤플렉
스를 가지고 있었고 사진을 찍을 때마다 위축되어 단체 사진은 매
번 얼굴을 가리거나 안 찍기 일쑤였습니다.

대학 입학 후 다크서클 수술을 받기 위해 이곳 저곳 병원을 알아
보던 중 김성완 피부과를 알게 되었고, 여러 성공 후기와 친절하
고 섬세하신 원장님을 믿고 수술을 결정하게 되었습니다. (너무 너

무 친절한 간호사, 실장님, 코디님) 수술 자체는 생각보다 힘들었지만 시술 후 밝아질 인상을 생각하며 잘 버텼고 이후 1주일간은 푹 쉬면서 회복에 전념했습니다.

개인적으로 자칫 두렵고 무서울 수 있는 수술에 편히 임할 수 있도록 끝없이 환자를 챙겨주시는 선생님이 무척 인상적이었고 큰 감동을 받았습니다.

시술 후에 남들보다 더딘 회복에 한동안 불안했지만 이후 추가적인 자가혈 치료와 리터치를 위한 주사 등 지속적으로 꼼꼼한 관리를 해주셔서 다크서클과 눈밑지방(특히, 울룩불룩한 눈밑지방)으로부터 해방될 수 있었습니다. ^^

2. 눈밑지방제거 후 뭔지 모르게 다크서클, 얼굴이 밝아졌다(미국 거주)(시술, 2012-08-07)

평소 다크서클이 심한데다, 나이가 서른 줄에 접어들면서 부터 눈밑지방이 조금씩 처지고 있다는 얘기를 친언니에게 들은 터라, 이래저래 인터넷 검색을 하던 중 김성완 피부과를 알게 되었습니다.(참고로 친언니는 10년 전쯤 눈밑지방제거 수술을 받은 적이 있어 이 시술의 효과를 매우 크게 생각하고 있었습니다).

어쨌든 서울에 사는 친언니를 만나러 가는 길에 김성완 피부과에 들러 의사 선생님 및 실장님께 상담을 받았고, 그 결과 눈밑지방이 원인이라는 것을 알게 되었습니다. 간단한 시술이니 대략 2시간만에 끝난다는 얘기를 듣고 수술날짜를 잡았습니다. 다행이 성수기가 아니라 그 다음 주에 바로 스케줄을 잡을 수 있었습니다.

눈밑지방재배치 수술 및 자가혈 시술과 중간 중간에 있었던 보정작업 등에 걸린 시간은 총 3시간 정도 되었습니다. 원장님께서는 내 원래 눈밑 모양이 울퉁불퉁 예쁘지 않았었다며 고르게 지방을 잘 배치해서 매끈한 눈매를 만들어주셨다고 하셨고, 저 역시 거울을 보며 그 말씀이 사실임을 알게 되었습니다.

수술 동안 그렇게 아프지는 않았지만 제 살이 타는 매캐한 냄새와 마취가 풀려 가면 계속 다시 마취를 해가는 과정이 그리 유쾌하지는 않았습니다. 긴장이 되서 몸이 뻣뻣해져 올 때쯤이면 간호사 선생님께서 그렇게 계속 긴장하면 몸살이 걸릴 수 있다는 얘기를 해주셔서 의도적이나마 몸의 근육에 힘을 뺄 수 있었습니다. (...)

레이저로 하는 수술이긴 하지만 당연히 통통 부어있을 거라는 생각과는 반대로, 수술 후 제 눈은 그다지 많이 부어 있지는 않았습니다. (조금만 울어도 많이 붓는 스타일이거든요). 한쪽 눈의 실핏줄이 터졌는지 어쨌는지 빨갛게 눈이 충혈 되어 있었지만, 멍도 별로 들지 않았고 (멍도 엄청나게 잘 드는 체질입니다) 어쨌든 생활하기에 큰 불편은 없어 보였습니다.

약간의 현기증으로 인해 언니의 부축을 받아서 집에 왔는데, 마취가 풀려도 별로 아픈 건 없었습니다. 다음날과 그 다음날이 되니 설명들었던 것처럼 처음보다는 더 많이 부었지만 생활하기에 어려울 정도는 아니었고요, 앞으로 숙이지 못하니 수건으로 얼굴을 닦아내고 미용실에서 머리 감기를 2주정도 했습니다. 아, 며칠간 눈곱이 심하게 꼈었는데 눈곱이라기보다는 상처에서 나온 진물이 속눈썹에 엉기는 것 같았습니다. 꾸준히 면봉으로 닦아냈었는데, 언니의 말로는 언니가 예전에 수술을 받았을 때에 비하면 (언니는 가위로 잘라냈다더군요) 내 눈곱은 눈곱도 아니라고 하더군요. (...)

전체적으로 눈밑다크서클과 얼굴이 환해졌다는 얘기를 친구들에게 듣습니다. 다행히 방학이라 눈밑에 반창고를 붙인 모습을 사람들한테 보여주지 않아도 되었었는데, 딱지 떨어진 이후 만난 친구들이 뭔지 모르게 제 얼굴이 밝아졌다고 하더라고요. 술 마신 다음날 예전 같으면 다크서클이 무릎을 쳤을 텐데, 멀쩡한 것도 기분 좋았습니다. 아직 다크서클이 100% 없어진 건 아니지만, 정말 많이 없어졌다는 건 스스로도 잘 느낄 수 있었습니다.

3. 친구 소개로 눈밑지방, 다크서클 동시에 해결했어요!(30대 초반, 2

주, 2012-02-06)

친구의 권유로 소개를 받아서 연휴에 예약을 하고 시술을 받았습니다. 친구가 전에 시술 받아서 그 효과를 간접적으로 알았기 때문에 전혀 한 치의 망설임도 없이 시술결정을 할 수 있었고, 상담 실장님도 매우 친절하시고, 원장님도 정말 다정다감 하셔서 너무 편안한 마음으로 시술을 받을 수 있었습니다. 2일간 스티커를 붙여서 시술 직후 모습을 볼 수 없었지만 스티커를 뗀 순간 그전에 가지고 있었던 고민거리들이 싹~ 사라졌어요. 평소 사진을 찍으면 눈밑지방이 그림자여서 나이 들어 보이고 피곤해 보이는 것 같아 다크서클 때문에 스트레스 받아서 너무 속상했는데, 이제는 어디서든 당당하게 사진을 찍을 수 있을 것 같아요. 부기도 빨리 빠지고 약간의 다크가 있어서 자가혈 치료도 병행해 주셔서 빨리 회복하고 예뻐질 수 있었던 것 같아요. 정말 만족스럽고 지금 현재의 제 모습에 만족합니다. 가장 마음에 들었던 점은, 물로 변화된 제 모습이기도 하겠지만 친절히 안내해 주시고 시술 받는데 도와주셨던 간호사 선생님, 실장님, 그리고 계속 시술 중에도 안정을 취할 수 있게 해주신 인자하신 원장님의 배려였던 것 같아요. 3개월 후 최종 점검 받으러 오겠습니다.

김성완 피부과!! 꼭 저처럼 눈밑지방과 다크서클로 스트레스 받으시는 모든 분들께 추천하고 싶네요.^^

4. 눈밑지방과 다크서클 색소침착 자가혈 치료로 효과 봤어요.(40대 후반, 1년 후, 2011-11-26)

눈밑지방과 다크서클 색소침착이 심한 편이라 생각하고 있었는데 직장 동료가 김성완 피부과가 그 분야에서 최고라고 이야기했던 게 생각나서 내원하게 되었다. 시술과정은 편안했고 굉장히 꼼꼼히 진행한다는 느낌을 받았다. 아울러 원장님의 친절함은 무척 인상적이었다.(회복과정에서 부주의해서 눈이 많이 부어서 휴일인데도 전화드렸더니 불편하면 병원으로 오라고 원장님께서 나오시겠다고 하셨는데 감동적이었다)

다크서클로 자가혈 치료를 추가로 받았는데 시술과정이 간단하고 주변 사람들이 효과가 있다고들 한다. 전반적으로 만족스러운 과정들이었다.

5. 눈밑지방제거, 다크서클 100% 대 만족입니다(40대 초반, 3개월 후, 2011-11-17)

20~30대는 몰랐지만 40대 접어들면서 주위 사람들이 '피곤하다느니, 다크서클이 장난이 아니다'라는 말을 많이 듣게 되었습니다. 그러던 중에 눈밑지방 때문에 그렇게 보인다는 것을 알고 인터넷을 뒤지게 되었습니다. 사실 댓글을 보면서 '다 장사 속이지'라고

민지를 않았어요. 하루 종일 고민 끝에 마지막으로 김성완 피부과를 결정하게 되었고 떨리는 마음으로 휴가를 내서 시술을 받게 되었습니다.

3개월이 지난 지금 거짓말 하나 안보태고 100% 대 만족입니다. 너무 감사하고 고맙습니다. 돈이 하나도 아깝지 않습니다. 눈밑지방수술을 원하시는 분은 서슴치 마시고 적극 추천합니다.

6. 짙은 다크서클과 2개로 나뉘어져 처진 눈밑지방제거 후(20대 초반, 2011-09-24)

저의 오래된 콤플렉스는 사람의 얼굴에서 가장 먼저 보이며 중요하게 눈여겨 본다던 눈밑의 짙은 다크서클과 2개로 나뉘어져 처진 눈밑지방이었습니다.

어렸을 때부터 지금까지 이러한 축 처진 눈밑지방으로 인해 나이보다 평균 2~3살 들어 보인다는 얘기는 항상 들었었고 별명마저 언니, 여사 등 죄다 나이든 사람들 지칭하는 단어들이었습니다. 그래서 어렸을 때부터 커서 여유가 생기게 되면 꼭 수술해야겠다는 굳은 다짐으로 이렇게 김성완 원장님을 찾아뵙게 되었습니다.

김성완 원장님을 알게 된 동기는 워낙 눈밑다크서클 잘하는 병원으로 유명하시며 또한 저희 어머니께서 10년 전에 수술을 받으셨기 때문에 이렇게 다시 찾아뵙게 되었습니다. 수술도 너무 완벽히 끝날 수 있게 되어 감사드립니다.

이제는 더 이상 피곤해 보인다거나 늙어 보인다는 얘기를 듣지 않아 오히려 기분까지 상쾌해집니다. 근무하시던 간호사분들도 너무 잘 대해주셨고 매 시간마다 수술이 잘 되었는지 체크해 주시며 안심시켜주시던 원장님 모두에게 감사드리며 행복하셨으면 좋겠습니다.^^

7. 눈밑 주변이 유난히 얇고 심했던 다크서클이 밝아졌어요(30대 후, 2011-08-02)

눈밑 주변이 유난히 얇고 20대 초반부터 다크서클이 심했습니다. 눈밑이 까만 다크서클이 아닌 혈관이 비치는 듯 한 시퍼런 다크서클에 눈밑지방까지 차서 화장을 하지 않으면 '어디 아프냐?'라는 질문을 많이 받았습니다. 푹 자고 화장을 해도 '피곤해보인다'라는 말을 자주 들어 스트레스가 심했습니다.

주변에서 제 또래에 눈밑지방이 차 있는 사람들이 없어 눈밑지방제거 시술을 받기 위한 병원정보를 얻기가 힘들었습니다. 며칠을 인터넷을 뒤지고 또 뒤져 김성완 원장님을 알게 되었습니다. 우리나라 최초 눈밑지방제거 레이저 시술도입, 눈밑제거재수술 전문, 신문사의 베스트 병원선정, 학술 자료 등을 꼼꼼히 읽고 병원을 방문하였습니다. 성형을 한 번도 해보지 않은 터라 걱정이 많았습니다. 하지만 원장님을 뵙고 믿음이 생기더군요. 원장님을 뵙고 다른 병원 상담은 생각하지도 않고 바로 예약을 하고 시술받았습니다. 큰 수술이 아니라고 하셔서 혼자 병원을 찾았습니다. 수술대에 누워 바들 바들 떨었는데 시술시간 동안 원장님을 신뢰하고 편안히 시술받을 수 있었습니다. 앉았다 누웠다가를 수없이 반복하며 꼼꼼히 양쪽 눈의 상태를 점검해 주셨습니다.

시술을 받고 선글라스를 쓰고 버스를 타고 집으로 돌아가는 길에 약간 어지럼증이 있었지만 심하지는 않았습니다. 시술 10일이 지나고 지인들을 만났지만 아무도 시술을 받았는지 몰라보셨습니다. 다만 얼굴이 좋아졌다고 하더군요. 아무도 몰래 인상이 밝아지는데 성공한 겁니다.^^ 시술 후 1~2달 정도 눈밑이 갈색 빛이었습니다.(시술 전 푸른색이 아니고요) 그러더니 자연스럽게 시간이 지나고 눈밑이 밝아졌습니다. 1년이 지난 지금 너무나 만족합니다.

눈밑지방제거는 김성완 원장님 믿고 해결하세요.

8. 다크서클 레이저 시술로 다크서클과 눈밑지방 때문에 받는 스트레스 이제 끝!(40대, 2011-01-12)

스물이 조금 넘긴 후 눈밑 부분에 거뭇거뭇 다크서클이 생기더니 시간이 지나면 지날수록 점점 심해졌다. 놀라서 피부과에 들렀지만 원인도 치료방법도 확실히 듣지 못하고 집에 왔다. 그후로 점점 심해지는 눈밑지방 때문에 스트레스도 받고 어떨 때는 우울해지기까지도 했지만 어쩔 도리가 없어서 혼자 고민만 했다. 한참 후에나 성형외과의 외과적 수술방법이 있다는 것을 알게 되었고 할까 말까 고민만 하다가 지내는 중 김성완 선생님의 다크서클레이저 시술에 대해서 알게 되었다. 인터넷 검색 중 알게 되었는데 바로 이거라는 생각까지 들었고 시술을 받게 되었다.

시술당일 떨리고 긴장됐지만 선생님의 좋은 말씀으로 시작된 시술은 종교를 갖고 있지 않은 나에게 편안함과 따스함 속에서 수술을 받을 수 있게 하였다.

시술 후 3개월이 지난 지금 좀 더 빨리했으면 더 좋았을 걸 하는 아쉬움과 달라진 눈매로 너무나 만족감을 갖고 있다.

선생님께 다시 한 번 감사드리고 다른 선생님들께도 고맙다는 말씀드리고 싶다.^^

9. 다크가 문제가 아니라 눈밑지방이 문제였네요(30대 초반, 2010-02-26)

3교대를 하는 나는 항상 눈밑에 다크서클을 달고 다녔다. 그래서 더 피곤해보이고, 인상 쓴 것 같은 얼굴로 보이나 보다 했다. 다크서클은 영구적인 치료가 불가하다는 말을 여러 병원에서 들어온지라 굳이 돈을 들일 생각은 없었다. 그런데 얼마 전, 회사 연구

원님이 날 붙잡고 말씀하셨다. "다크가 문제가 아니라 눈밑지방이 문제야!!" 라며 최근에 눈밑지방제거 시술을 받은 회사분들을 소개시켜주셨다. 생각보다 많은 사람들이 이 시술을 받았으며, 나와 친한 한분도 나도 모르는 사이에 이 시술을 받았다는 사실에 놀랐다. 그렇게 1달을 고민 끝에 연말을 이용하여 시술을 받았다.

1시간 반이란 시술시간이 꽤나 길게 느껴졌으나 아프거나 힘들진 않았다. 그리고 집에 돌아가 3~4일 동안 부기가 꽤 심했다. 계속 꿈쩍 않고 누워있었으니, 그리고 1일 정도 집안에서 가볍게 활동하다가, 그 다음날 회사출근!! 수술한걸 아무도 몰라본다. 시술 추천한 분조차도, 다만 사람들이 묻는다. "뭔가 달라진 것 같은데?", "쌍꺼풀 수술했어요??", "아이라인 한거야?" 좀 더 어려진 인상이란다.

지방제거 후, 탄력이 없는 내 피부 때문에 눈가에 주름이 좍좍이었는데, 남친이 아주 고가의 탄력라인 화장품을 사주었다. 요놈 땜에 주름도 어느 정도 완화되어 흡족해하며 산다.^^

10. 레이저 눈밑지방재배치 시술 후 다크서클, 안경 걱정 안 해요.
(20대 중반, 2009-10-06)

안녕하세요. 눈밑지방, 다크서클로 고민하고 계신 분들에게 도움이 될까 몇 자 적습니다. 저는 2년 전부터 다크서클로 고민해왔고, 1년 전부터 급격히 눈밑지방이 심해져 안경만 쓰고 다녔습니다. 점차 사람 만나는 것도 싫고 자신감도 떨어져 수술을 결심했습니다. 수술이란 부담감 때문에 많은 병원에서 상담을 받았고 그중 가장 믿음이 가는 김성완 피부과에서 수술을 받았습니다. 수술날은 걱정이 많이 되었지만 의사선생님께서 수술 전, 수술 중에도 편안하게 해주셔서 긴장을 좀 줄일 수 있었습니다. 저는 워낙 눈밑지방이 많아서 생각보다 시간이 오래 걸렸고, 레이저로 지방을 태울 때 아픔을 조금 느꼈습니다. 한쪽 눈이 끝날 때마다 앉아서 체크하시고, 양쪽 눈을 확인하며 눈밑지방재배치를 1시간 안에 끝냈습니다. 그리고 다크서클이 심해서 자가혈로 다크서클 시술을 하고, 눈 앞쪽에 지방이 많아 주름이 생긴다는 말에 주름치료를 병행했습니다. 거의 2시간 안에 드디어 끝이 났습니다. 그리고 1주일 후 상당히 괜찮아져서 친구랑 돌아다니고 무리를 하자, 염증으로 상당히 고생했습니다.

수술하시는 분은 2주 동안은 정말 무리하지 마시고 눈이 피로하지 않게 해주셔야 해요. 현재는 3개월이 지나, 주위 친구들은 몰라보게 달라진 인상으로 성공했다는 말을 합니다. 덕분에 자신감도 생겼고요. 수술 고민하시는 분들은 하루 빨리 결정하셔서 자신에게 더 당당한 모습을 찾으셨으면 합니다. ^^

11. 안경을 벗고 라식수술하려고, 레이저 눈밑지방제거와 재배치,

다크서클치료 ~ (30대 초반, 2달 후, 2009-10-05)

지난 8월 21일에 눈밑지방제거와 재배치, 다크서클, 주름치료를 같이 한 31세 직장여성입니다. 오늘로써 수술한지 1달 보름 되었네요.

이곳 김성완 피부과를 처음 알게 된 것은 작년 가을쯤 인터넷 검색을 통해서 였습니다. 우연히 검색을 통해 알게 되었는데 홈페이지 방문을 통해 새로 올라온 후기들을 보기만 하고 정작 마음을 잡지는 못했는데, 올해 3월, 상담을 우선 받아봐야겠다는 생각이 들어 병원을 찾았습니다. 병원과 간호사 언니들, 그리고 친절하게 상담해 주시는 원장님^^ 첫인상은 아주 좋았습니다. 제가 피부가 얇은 편이라 지방제거를 하고 나면 다크서클이 좀 심해질 수도 있다고 하시면서 자가혈 치료를 병행하는 게 낫겠다고 말씀해 주셨습니다.

상담 이후에는 이제 마음만 먹고 수술날짜만 잡으면 되겠다, 생각을 하면서 하루하루를 보냈는데~ 그게, 8월이 되어서야 수술을 받게 되었네요. 직장인이라 금요일에만 휴가를 내고 그날 아침에 수술을 받았습니다. 병원 홈페이지에 적힌 후기들에서처럼 원장선생님의 진심어린 기도로 시작되었는데 그 기도 덕분인지 좀 더 편하게 할 수 있었던 것 같아요. 마취주사는 약간의 따끔거림만 있을 뿐 아픈 건 없었고요. 수술하는 동안에는 지방을 태우는 냄새가 조금 거슬리고(참을 만 했어요..^^;;) 눈이 약간 욱신거리는 정도에요. 오른쪽을 먼저하고 5분에서 10분 정도 휴식 후에 왼쪽 눈을 했습니다. 수술하시는 동안 한 번씩 일어나 앉은 상태에서 눈밑지방재배치를 하면서 수술무표정과 웃었을 때의 표정을 체크하시고 다시 교정하시기를 반복하셨어요. 그래서 더더욱 믿음이 갔고요.^^ 수술당일에는 약간의 어지럼증과 두통이 있었습니다. 그리고 눈에서 이물감이 느껴지고 고개를 숙이면 약간의 통증이 생겨서 주의사항대로 고개 숙이는 일을 자제했습니다. 한 3일간의 정말 충분한 휴식을 취하는 게 좋겠더라고요. 저는 하루 3번 밥 먹고, 약 먹고 꼭 조금씩의 잠을 잤는데 자고 일어날 때마다 눈이 편안해지는 것 같았습니다. 자고 일어나면 눈곱이 좀 많이 껴서 눈이 붙어 버리곤 했어요. 그땐 면봉에 물을 묻혀서 닦아주곤 했고요. 얼음찜질도 틈틈이 잘해주었습니다.

월요일 아침에 병원에서 반창고를 떼었습니다. 거울보기 전까지 얼마나 떨리던 지요. ^^;; 거울을 보고 나니 눈밑에 어둡게 자리 잡았던 것이 없어진 것이 너무나 신기했습니다. 부기도 거의 없었고요. 원장선생님께서는 잘되었다고 하시면서 저처럼 부기도 없고 아무렇지 않아 보일수록 더 조심해야 한다고 하시더라고요. 잘못하면 자신이 수술한 것도 잊은 채 눈을 비빌 수가 있다고 하시면서 2주 동안은 절대 조심해야 한다고 하셨습니다. 겉으로는 표시가 안 났지만 한 10일까지는 이물감이 느껴졌고요. 10일 정도 되니깐 이물감마저 감쪽같이 없어지더라고요.^^ 3개월이 되면 완벽하게 자리를 잡는다고 하셔서 지금은 하루하루 기대감으로 보내고 있습니다. 눈밑지방은 완전히 없어졌고요. 눈밑이 약간은 어두운데 시간이 지나면서 밝아지는 것 같아요. 자가혈 치료도 2~3개월 지나야 표시가 난다고 하시더라고요. 현재론 아주 만족합니다.

원장선생님과 간호사 분들께 정말 감사하다고 전해드리고 싶어요. 눈밑지방 때문에 몇 년 전부터 렌즈를 기피하고 안경을 착용한지 어언 3년, 다음 달에는 라식수술을 할 예정입니다.

12. 피부과 원장님의 소개로, 다크서클, 지방재배치 시술받아!(30대 초반, 1달 후, 2009-09-05)

눈밑 다크서클과 볼록하게 나온 지방으로 고민하던 차에 피부과를 찾게 되었고, 그 피부과 원장님의 소개로 김성완 피부과를 알게 됐습니다. 다크서클 전문병원이라고 해서 인터넷에 검색해보니 의료전문 방송에도 많이 출연하시고, 이 분야에서는 믿음이 가는 원장님이라 선택을 하게 됐습니다. 직장을 다녀서 시간내기가 쉽지 않았는데 올 여름휴가 때 수술하기로 맘을 먹고 예약해서 7월 말경에 수술 받았습니다. 꺼져 보이는 눈땜에 안경으로 가리고 다녔는데 이젠 스트레스에서 벗어날 수 있다는 기대감을 안고, (…)

첫 수술한 날은 어지럼증이 심했고 구토가 나고 눈에 피가 맺혀서 힘들긴 했는데, 이틀 날은 약간의 어지럼증이 있었고 아래로 내려다보는 것만 불편했습니다. 1주일 경과 후엔 많이 호전됐고요, 지금은 수술한지 1달이 지났는데 아직은 약간의 결림이 있습니다. 1달째가 가장 어색해 보인다고 하셔서 3달 뒤엔 훨씬 자연스러워진다고 하시니 기다려집니다.

13. 지방제거 후 1달 동안은 자리 잡느라 많이 어색했지만 다크서클도 호전된 눈밑지방재배치!(2009-08-25)

저는 눈밑지방재배치 수술을 받은 지 1달 정도 되었습니다. 눈밑지방 때문에 고민하시는 분들은 아마도 어느 병원을 선택해야 하나가 눈밑지방만큼이나 큰 고민거리가 아닌가 싶습니다. 시술을 하는 병원들은 차고 넘치는데 그 가운데 병원을 고르기가 여간 어려운 게 아니더라고요. 그래서 여기저기 이 병원 저 병원 알아보고 다녔는데요. 그때도 이런 체험사례들이 큰 도움이 되어 이렇게 몇 자 적어봅니다.

처음에 김성완 피부과가 다른 병원에 비해 가격이 비싸서 조금 망설였습니다. 다른 병원들도 다 레이저로 흉터 없이 하는데 말이죠. 시술방법엔 별반 차이가 없어보였습니다. 그렇지만 그래도 얼굴인데 하며 가격보다는 실력 있는 시술경험이 많은 김성완 원장님을 선택하게 되었습니다. 수술은 앞서 다른 분들도 얘기해주신 것처럼 기도로 시작되고요. 그 기도가 맘을 정말 편안하게 해주더라고요. 저는 수술당일 혼자 가서 받았습니다만 이왕이면 동행인이 있으면 더 좋을 것 같습니다. 지하철 타고 집에 오는 길이 많이 어지럽더라고요.

수술당일, 마취가 풀리면서 약간의 통증이 있고요, 심하지는 않습니다. 참을 만했으니까요. 부기는 개인차가 있어서 그런지 3일 후부터 일상생활 가능하시다고 했는데 제 경우는 코 주변도 살짝 붓고 눈 주변도 노랗게 멍이 들어서 안경썼습니다. 뭐 일상생활이야 지장은 없지만 수술한 티 안 나게 보이려면 5~6일 정도는 있어야 겠더라고요. 저는 1주일 뒤에 출근했는데요. 정말 아무도 모르더라고요. 지방은 제거되고 사람들은 몰라보고 기쁨 2배였습니다.

수술 후 20일 동안은 웃을 때 눈모양도 어색해보이고 (가족들한테 어색해보이지 않냐고 물어보니 아무렇지도 않다고 했는데 본인이 느끼기엔 무지 어색합니다. 근육이 자연스럽게 움직이지 않는 느낌) 심한 다크서클과 잔주름이 생겼습니다.

1달 동안은 자리 잡느라 많이 어색하고 3개월이 지나야 완전히 자연스러워진다는 원장님 말씀에 위안 삼으며 기다리고 있습니다. 실제로 1달이 지난 지금은 지난 일주일 전보다 훨씬 웃을 때 자연스러워졌고 다크서클도 흐려졌습니다.

여러 방송매체를 통해 유명함에도 불구하고 겸손한 마음으로 기도와 믿음으로 수술에 임해주시는 부분이 가장 기억에 남습니다. 실수 없이 잘 해주실 거라는 믿음이랄까요. 3개월 후 모습을 기대해봅니다.

14. 피부가 얇고 눈밑의 정맥이 비쳐 푸르스름해 보였던 눈밑 다크서클, 눈밑지방재배치도 호전(2008-10-29)

피부가 얇고 눈밑의 정맥이 비쳐 푸르스름해 보여 조금만 피곤해도 퀭~해 보이는 눈입니다. 눈밑이 푸르다고 마약한 사람 같다는 소리까지 들었습니다. 그래도 20대까지는 그 선에서 그쳤는데 30대가 되고부터는 눈밑이 점점 볼록해지는 겁니다. 나름대로 아이크림 열심히 바르며 지냈고 '부은 거다, 피곤해서 그렇지 좀 쉬면 괜찮아질 꺼다.' 위로하며 지냈는데, 더 이상 참을 수 없어 피부과에서 상담을 하게 된 날 눈밑지방이니 제거하지 않으면 사라지지 않는다는 현실에 직면하게 되고 고민하였습니다.

수술을 해야 하는 것이 무섭기도 하고, 수술을 한다 해도 결과가 항상 만족스러우리란 보장도 없으니 걱정이었습니다. 물론 비용도 만만찮았고요. 수술한다고 해도 선택의 문제가 있었습니다. "외과적 방법으로 할 것인가 레이저로 할 것인가. 병원은 어느 병원이 좋은가." 저에게는 너무 골치 아픈 문제였습니다. 이런저런 고민하는데 꽤나 많은 시간을 소비한 듯합니다. 아무튼 이런 과정 끝에 이곳 김성완 피부과에서 눈밑지방재배치 시술을 받은 것이 이제 3개월이 다 되어가네요. 결과는 꽤나 만족스럽습니다. 볼록했던 눈밑은 얄상해지고, 다크서클도 좋아지고 또 애교살은 남아서 맘에 듭니다. 저의 경우는 많이 붓지도 않았고 며칠 만에 금방 정상을 찾았네요. 다만 2~3일 동안은 눈곱이 장난 아니게 생겨 윗눈썹과 아랫눈썹이 붙어버려 눈이 안 떠지는 등 좀 지져 분했습니다. ^^;; 며칠간 칩거생활이 필요한 듯. 그리고 김성완 원장선생님 너무 좋습니다.^^ 상담 중에 이것저것 마구 물어봐도 친절하게 잘 대답해주시고요. 수술 중에도 아주 열심이신 게 느껴집니다.^^ 양쪽 눈을 계속 맞춰보고 혹시 남은 지방이 있나 확인도 하시는 등 성심껏 해주셔서 마음이 편했습니다. ^^ 감사하다는 말씀드리고 싶네요.^^

15. 눈밑지방재배치로 다크서클 치료받았어요(2008-08-16)

현재 20대 초반인 나는 청소년기인 어렸을 때부터 눈밑지방으로 인한 다크서클이 심했다. 어렸을 때는 언젠가는 좋아지겠지 하며 넘어왔지만 대학생이 되면서 사람들을 만날 때 혹은 사진을 찍을 때면 눈밑의 불룩한 지방 때문에 항상 소극적이 되고 우울해지

기 까지 하였다. 그러던 중 지난 겨울과 이번 여름에 걸쳐 눈밑지
방에 관한 정보를 인터넷으로 검색하던 중 눈밑지방 분야에서 최
고로 인정받고 있는 김성완 피부과를 알게 되었다.

눈밑지방제거 수술도 성형의 일종이기에 성형외과에서도 정보
를 알아봤지만 한결같이 직접 절개하는 방법을 사용한다고 하였
다. 그동안 성형은 해본 적도 없고 겁이 많은 편이라 절개한다는
사실에 수술을 꺼릴 수밖에 없었다. 그러나 레이저를 이용한 눈밑
지방제거 수술은 외과적 수술과 달리 많은 장점을 지니고 있음을
알게 되었다. 원장님께서도 사진을 보여주시며 친절하게 상담을
해주셔서 안심하고 수술을 결정할 수 있었다.

수술당일에는 떨리는 마음으로 병원을 가서 지혈제를 먹은 후
수술을 기다렸다. 수술대에 오른 후 원장님의 기도와 함께 수술
이 시작되었다. 약간 무서웠지만 기도로 인해 마음이 진정되었던
것 같다. 처음에는 마취를 했으며, 약간 아팠지만 참을 만했다. 또
한 수술 중에는 항상 고개를 들고 있어야 했다. 본격적으로 수술
이 시작되었고 지방을 태우는 냄새가 났다. 원장님께서 중간 중
간 조금이라도 불편하면 말하라고 하셨고 수술 중 불편하다는 의
사표현을 하면 다시 약간의 마취를 하시고 수술을 계속 진행하셨
다. 수술 중 통증은 심하지 않았으며 약간 불편한 정도였다. 약 50
분 정도가 흐른 후 1차적으로 수술이 끝났고, 잠깐의 휴식을 한 후

다시 재조정을 해주셨다. 이때 초점이 흐려져 눈뜨는 것이 너무 힘들었지만 시간이 지나자 원상태로 되돌아 왔다. 조정이 끝난 후 눈밑에 테이프를 부치고 약 처방을 받은 후 집으로 돌아왔다.

수술 후 당일은 머리가 너무 아프고 약간의 통증과 부기가 있었다. 다음날은 부기와 이물감 그리고 눈동자가 약간 떠보였다. 그후 수술 4일째가 되던 날은 왼쪽 눈이 너무 부어서 다시 병원을 찾았다. 원장님께서 새로운 약을 처방해 주셨고 약을 먹은 후 점점 부기가 가라앉아 갔다. 확실히 부기는 2주가 지나자 거의 없어졌다. 그렇지만 눈밑이 약간의 붉은기와 어두운 색을 띠고 있어 걱정이 되었다. 이제는 눈밑지방수술을 한지 1달이 되어간다. 사람들은 수술한 사실을 모르지만 어딘가 모르게 예뻐졌다고 한다. 인상이 밝아졌고 눈이 더 커 보인다고 한다. 아직 1달밖에 안되어서 조금 어색하긴 하지만 정말 보기 싫었던 눈밑지방이 말끔하게 없어져서 매우 만족하고 있다. 눈밑이 어두운 다크서클은 3개월 이상 경과하면서 점점 좋아진다고 하니 조급하게 생각하지 말고 지켜보려 한다.

수술을 정성껏 예쁘게 해주신 원장님께 감사드립니다.

16. 눈밑지방제거 후 눈밑 검은 다크서클 없어졌어요(2006-08-30)

저는 올해 6월 말에 눈밑지방제거 수술을 받았습니다. 제 나이가 20대 초반인데 나이에 비해 눈밑이 툭 튀어나와 여러모로 스트레스를 많이 받았었습니다. 사진을 찍을 때나 평상시에도 항상 피곤해 보인다는 소리를 자주 들었기 때문에 항상 신경이 많이 쓰였습니다. 그런데, 눈밑지방제거 수술이 의외로 간단한 방법이고 수술 흔적이 남지 않는다는 이야기를 듣고 수술을 결심하게 되었습니다.

수술당일, 수술대에 올라가는 것이 처음이라 매우 떨렸지만, 원장님의 기도와 함께 수술이 진행되었기 때문에 마음을 많이 진정시킬 수 있었습니다. 처음에는 눈이 많이 부어서 걱정을 많이 했는데, 한 2일 정도가 지나자 일상생활을 할 수 있을 정도로 많이 가라앉았습니다. 선생님께서 말씀하신 것들만 잘 지키면 수술 뒤에는 금세 회복되는 것 같습니다. 저 같은 경우는 사실 수술 뒤 처음에는 눈밑이 검게 보이고, 주름이 생기는 등의 문제가 생겨서 원장님께 말씀 드렸더니 눈밑에 피부가 얇고, 젊은 사람인 경우에는 눈밑이 검게 보일 수 있지만 차차 나아진다고 하셨는데 정말 지금 수술한지 거의 2달이 다 되어 가는데 눈밑이 검은 다크서클은 사라졌습니다. 그리고 수술 뒤 가장 좋은 점은 예전에는 눈밑이 도드라져 보일까 봐 사진 찍는 것도 피하고, 크게 웃지도 못하였는데 지금은 너무나 자연스럽게 사진도 찍고, 웃을 수 있는 점에 가장 좋은 것 같습니다.

17. 눈가에 다크서클도 심하고 처진 눈밑지방 레이저로 시술(30대 여성, 2009-07-07)

저는 38세 여성으로 대학교에서 강의를 하고 있습니다.

직업상 밤에 잠을 많이 못자고 공부를 해야 할 경우가 많이 있어서인지 눈가에 다크서클도 심하고 언제부터인가 눈밑의 지방이 처지기 시작하더니 보기에도 싫고 인상도 사나와 보이기 시작했습니다. 특히 사진을 찍으면 확연히 드러나 여행을 가도 사진을 찍기가 싫었습니다.

그러던 중 메디컬 TV에서 김성완 원장님께서 "우리 시대 명의 100인"이라는 프로그램에 나오셔서 눈밑지방제거에 관한 방송을 하시는 것을 보았습니다. 전화로 상담을 하고 수술날짜를 잡아 떨리는 마음으로 수술을 했습니다.

제가 제일 인상 깊었던 것은 원장선생님께서 수술 전에 기도를 하시는 것이었습니다. 간절한 마음으로 진심으로 성공적인 수술을 바라시며 기도하시는데 긴장했던 마음이 풀리고 진정되었습니다. 몇 차례의 교정술을 하며 시술을 하기 때문에 눈밑지방이 너무 빠질 염려도 없었습니다. 수술을 하고 3일 정도는 눈이 약간 불편했지만 지금의 만족함을 생각하면 얼마든지 감수할 수 있는 불편함인 것 같습니다.

제가 다크서클 수술한 것을 보고 주위의 친구들은 5년은 젊어 보인다며 축하해줍니다. 눈밑에 지방이 있는 친구들은 자신도 해야겠다고 하고요. 외과적으로 하는 수술이 아니라 레이저로 하기 때문에 회복도 빠르고 안전한 것 같습니다. 원장선생님을 비롯해서 친절했던 간호사 선생님들께도 감사드립니다.

5-2. 다크서클 추천(다크서클 잘하는 병원)

1. 다크서클 잘하는 곳, 친구들이나 주위 사람들에게 꼭 권해드리고 싶은 병원입니다 ^^(50대, 2012-11-19)

저는 미국에 사는 50대 초반 여성 입니다.

갑자기 눈밑지방이 생기고 다크서클이 생기게 되면서부터, 인상이 칙칙해 보이고 화장을 하면 눈밑이 더 두드러져 보여 마음이 심란하여 수술을 고려하고 있을 때, 눈밑을 절개하고 잘라내는 수술이 아닌 레이저 지방제거 수술이 있음을 미국에서 듣고 이 피부과를 찾아 시술을 받게 되었습니다. 수술자국이 겉으로 나지 않는다는 점이 너무 마음에 들었고, 병원에서 말씀해주신 대로 3개월 정도 지나고 나니 수술했는지 잘 모를 정도로 눈 주위가 편해졌습니다.

지방제거 후 눈밑에 전에 보이지 않던 애교살이 자연스럽게 생겨나오고 전체적으로 눈이 전보다 더 뚜렷해지고 커져 보인다는 생각이 듭니다.

주위에 아무도 제가 이 시술을 받은 지 못 알아보고 왠지 더 젊어 보인다는 얘기를 듣습니다. 김성완 피부과는 친구들이나 주위 사람들에게 적극적으로 권하고 싶은 다크서클 잘하는 병원입니다.

2. 메스대는 수술하지 마시고 다크서클, 레이저로 눈밑지방제거 시술하세요(30대 후반, 여, 2012-08-08)

눈밑에 다크서클도 있고 눈밑지방도 점점 심각해지는 듯해서 제가 다니던 피부과에서 몇 가지 레이저 시술을 받았는데 호전되지 않았습니다. 화장으로도 절대 커버가 안 되서 성형외과에 문의를 했으나 메스를 대는 수술을 받아야 하니 상처가 오래 지속되어 스트레스를 받을까 걱정되어 포기했습니다. 비교적 간단한 쌍꺼풀 수술도 1년은 지나야 자리 잡는다고 하니 엄두가 안 나더라고요.

우연히 인터넷에서 정보를 찾다가 김성완 박사님의 레이저 시술방법을 보게 되었고 병원에 예약을 하게 되었습니다. 저는 피부가 굉장히 얇고 예민해서, 제가 다니던 피부과가 아닌 김박사님께 시술을 받는다 생각하니 처음에는 신뢰하기가 어렵더라고요. 그러나 명의는 많은 환자를 다루어 봐야 그 분야에 정통하는 걸 알고 있기에 오랫동안 이 분야에 임하신 박사님을 믿고 병원으로 시술을 받으러 갔습니다. 시술은 박사님과 간호사 2분이 참여하시고 차분하고 평온한 분위기에서 진행되었습니다. 박사님께서 말씀하시길 간단한 시술로 보이지만 사실 어렵다고 말씀하시더라고요. 시술 시간은 1시간 이상은 소요된 것 같습니다. 오른쪽 보다는 왼쪽 눈밑에 지방이 더 많아 시간이 좀 더 걸렸고 부분 마취를 하기 때문에 통증은 거의 없었습니다. 시술하는 동안은 누워 있다가 앉기를 여러 번 반복합니다. 시술이 끝나면 주름레이저를 받고 얼음찜질을 받아요. 간호사 분께서 지시사항을 말씀해 주시고 복사된 지시사항을 주세요. 저는 집에서 1주일간 쉬면서 이 지시사항을 절대적으로 준수했고, 3개월이 지난 지금 대체적으로 만족하고 있습니다.

며칠 전 시술 전 사진과 시술 후 사진을 보면서 '오마이 갓!'을 외쳤습니다. 지금은 아이백이 깨끗이 제거되었고 반영구적이라고 하니 흡족합니다. 사실 지방이식이나 보톡스는 정기적으로 주입해야 하는데 이 시술은 반영구적이라니 놀라워요. 지하철을 타면 습관적으로 여성분들의 눈밑을 보게 되는데 20대와 30대 초반인 여성분들도 눈밑지방이 많더라고요. 저는 30대 후반인데 또래에 비하면 훨씬 동안으로 보이는 것 같아요. 망설이시지 마시고 하루 빨리 아이백을 제거하세요! 거울 볼 때마다 즐거워져요.^^

3. 무려 6개월 동안 고민에 또 고민한 다크서클, 눈밑지방재수술.(30대 중반, 2달 후, 2012-03-05)

평소 다크서클이 심한데다 눈밑지방도 생겨 고민이 많았다. 특히 눈가주름도 나이에 비해 있는 편이어서 더 고민이 많았다. 그래서 2년 전 처음 눈밑지방제거 수술을 받게 되었다. 처음에는 만족했으나 시술 후 1달부터 왼쪽 눈밑이 볼록하고 잘 안된 느낌을 받더니 1년 반쯤 후에는 이전보단 나아졌지만 그래도 만족하는 수준은 아니었다. 주변에서 점점 눈밑지방 하는 사람들도 많아지고 얘기 들어보니 김성완 피부과가 정말 잘한다는 말을 많이 들었다.

상담 받고 무려 6개월 동안 고민에 또 고민. 왜냐하면 눈밑지방 재수술이어서, 지금은 수술 받은 지 2달째. 수술 1차. 수술 이전 보다 훨씬 눈밑이 깨끗해졌다. 1차 수술 후 보다 다크서클도 많이 개선되었다. 특히 수술을 한 번 받아보아 알지만, 수술준비나 과정, 결과, 관리도 김성완 원장님은 정말 꼼꼼하셨다. 전신 마취가 아니라 부분 마취로 수술 도중에도 끊임없이 눈매 모습을 체크해 주시고, 결과는 그만큼 당연히 예뻐질 수밖에 없다.

4. 눈밑지방 다크서클치료 후 점점 어려진다는 소리 들어요.(60대 주부, 2011-10-28)

저는 57세주부입니다.

주변에서 눈밑 다크서클 때문에 피곤해 보이고 우울해 보인다고 수술을 많이 권했습니다. 그리고 남편과 나이가 동갑이고 생일이 하루 전이라 남편보다 나이도 더 먹어 보인다고들 말했습니다. 하지만 주변 친구들이나 하물며 사돈까지도 수술 후의 모습이 너무 부담스럽고 흉해보여서 엄두를 내지 못했습니다. 눈밑 붉은 살이 보이고 심지어 눈물까지도 줄줄 흐르는 것을 보았고 또는 아래 살이 뒤집어져서 인상도 강해보였죠. 그런 모습을 보니 엄두가 나지 않았는데, 케이블 TV에서 김성완 선생님의 설명을 들으니 안심이 되어 수술을 하게 되었죠. 심하게 반대하던 남편도 너무 젊어졌고 명랑해 보인다고 칭찬하니 기분이 너무 좋았습니다. 주변에 비밀로 했기 때문에 아무도 모르는데 학부모 모임이나 동네분들 또 남편 회사 직원들도 이상하다고 왜 점점 나이가 줄어드는 것 같다고들 말할 때 너무 행복하답니다. 저희 둘째 며느리도 27살인데 저 몰래 아들과 김성완 선생님께 상담을 했대요. 그래서 내년 2월에 아기를 낳는데 그때 산후 조리하면서 수술한다고 말해서 저는 적극 권장했습니다.

5. 눈밑지방과 다크서클 완전 대대대대 만족!(20대 중반, 4개월 후, 2011-06-27)

고등학생 때부터 눈밑에 지방이 생기기 시작하더니, 대학생 때는 눈밑지방이 점점 심해졌죠.

그것 때문인지 다크서클이 더 심해 보였고 늘 주위에서 '아파 보인다', 피곤하지 않은데 '피곤해 보인다'라는 등. 거울을 볼 때마다 너무나 슬펐죠. ㅜㅜ

그러다 김성완 원장님을 알게 되었습니다. 사는 곳이 지방이라, 그날 상담 받고 바로 수술을 했습니다. 상담을 받으면서 시술 전, 후 사진을 보여주시면서 수술방법을 설명해 주셨습니다. 사진을 보며 나도 예뻐질 수 있다는 생각으로 시술을 시작하였습니다. 마취하는데 좀 따끔함? 점 뺄 때 살타는 냄새(?) 정도로 첫 번째 시술이 끝났습니다.

두 번째로는 원장님이 눈밑지방재배치, 교정을 해주셨습니다. 원장님의 인상이 너무 좋으셔서 믿음과 동시에 안정감(?)이 생겼죠. 누웠다 앉았다 를 반복으로 세심하게 체크해 주셨습니다. 주름 치료와 다크서클 치료도 함께 해서 시간이 좀 걸렸습니다. 2시 반쯤에 시작해서 6시쯤에 끝났습니다. 수술하고 2일 후에 반창고 붙인 거 떼고 거울을 보니, 헉, 달랐습니다. ㅎㅎㅎㅎ 역시 시간이 흘러야 하는구나. 싶었죠. 사실 병원에 전화 여러 번 했습니다. 간호사 언니 귀찮게 했죠. ㅎㅎㅎ 1달 정도 지나야 눈매가 예쁘게 나온다고. 왜 이리 시간이 안 갈까요. 1달 기다렸습니다. 그러더니 점점 부기가 빠지면서 눈매가 예쁘게 나오던 걸요. ㅎㅎㅎ 지금은 한 4

개월 지났습니다. 지금은 완전 대대대대 만족을 하고 있습니다. 왜 빨리 안했을까. 그 생각뿐, ㅎㅎㅎ 저의 눈밑지방은 유전이라. 얼마 전에 엄마도 수술을 받았습니다. 지금은 부기가 아직 있어 시간이 흘러가기만을 기다리고 있습니다. 눈밑지방제거 수술 고민이신 분들은 고민하시지 마세요! 당장 수술날짜 잡으세요! ~ ㅎㅎ

6. 항상 콤플렉스였던 다크서클, 이젠 환하게 웃어요^(20대 중반, 2달 후, 2010-12-22)

항상 콤플렉스였던 다크서클. 전역 후 큰맘 먹고 눈밑지방제거 시술을 결정하였습니다. 솔직히 조금 무섭기도 했지만 남들도 다하는데 내가 못 하리 하는 심정으로 당당히 김성완 피부과를 찾았죠.

사실 시술 후 1주일 동안은 지켜야 할 사항도 많고 불편하기도 했지만 그후는 웬만큼 정상적인 생활을 할 수 있었습니다. 학교도 무리 없이 다닐 수 있었거든요. 어쨌든 시술 후 저는 매우 만족스럽습니다. 거울보고 자신 있게 웃을 수 있게 되었어요.

저는 적극 추천합니다. ^^

7. 눈밑지방제거로 볼까지 오는 다크서클 동시에 해결했어요!(20대 후, 2010-12-22)

몇 년째 다크서클이 볼까지 내려온다는 말이 스트레스로 작용하고 있었던 찰나였습니다. 보도자료와 괜찮은 병원을 수소문한 끝에 김성완 원장님을 뵙게 되었고 3개월이 지난 지금은 마음 놓고 웃고 다녀요. 만족합니다.^^ 수술 당시에는 긴장도 많이 했지만 부기도 금방 가라앉았고, 사람들은 아파서 부은 정도로만 알더라고요.

고민하시는 분들은 "김성완 피부과"를 추천합니다. 감사해요^^

8. 지방제거 후 주름도 시커멓던 눈가도 많이 밝아졌어요!(눈밑처짐, 눈밑지방제거) (30대 초반, 2010-07-20)

30살! 나이가 점점 먹어 갈수록 슬슬 보이던 주름과 지방 처짐이 더욱 도드라져 보여 수술을 결심하였죠. 수술을 마음먹은 후에는 일사천리로 수술이 진행되었으며, 어느덧 1달이 지나 체험기를 쓰게 되었네요. 그 사이 맘고생을 생각하면 수술을 잘못한 건 아닌지 수백 번 마음으로 후회한 나날들. 수술한 날로 1주일 동안은 눈이 퀭하고 욱신욱신한 기분이 계속 들어 거울을 확인해 보면 시퍼렇게 내려앉은 다크서클이 강시가 따로 없었죠.

조급한 마음에 2주 후, 1달 후에 오라던 병원에 찾아가 내 눈이 괜찮은지 귀찮게도 했었답니다. 허벅지를 꼬집어 가며 2주 동안 거울을 멀리하며 참아, 1달이 된 지금은 깊었던 주름도 시커멓게 보이던 눈가도 많이 밝아졌답니다.

원장선생님께서 "절 믿으셨으면 마음 고생하시지 않으셨을 텐데"라며 여러 환자를 상대하시는 선생님은 절 훤히 아시더군요. 자리를 잡기 위해서는 1달이 가장 못생긴 못난이로 3달 후엔 자연스러움 그 자체라니 부족한 인내심을 갖고 2달 후를 기대해보려 합니다. 저처럼 기다림에 서투신 분들은 저의 체험을 용기 삼아 눈밑지방 없애 보세요!!!

9. 눈밑지방, 다크서클 있으신 분들 그냥 버려두고 세월을 한탄할 때가 아닙니다(2008-08-20)

저는 30대 후반 여성입니다.

나이에 맞지 않게 생긴 눈밑지방으로 인해 자신감도 없고 우울해 보이고 피곤해 보이는 저의 인상 때문에 어디 가서 웃는 것조차도 꺼려했던 저였습니다. 얼굴 한 번 잘못 손댔다가 부작용이 생기면 어쩔까 하는 망설임에 선뜻 지방제거 결심을 내릴 수 없었습니다. 남편이 인터넷 검색을 통해서 '김성완 피부과가 다크서클, 눈밑지방수술에 유명하다'며 저에게 큰 용기를 주었습니다. 지방에 사는 관계로 한번 움직이기도 쉽지 않았지만 결국 큰 결심을 내리고 김성완 피부과를 찾게 되었습니다. 친절한 원장선생님의 자세한 설명을 듣고 멀리 전남에서 서울까지 헛걸음을 하지 않겠구나 하는 생각이 들었습니다. 눈밑지방재배치 수술을 받은 지 3

달되는 지금 정말 놀라운 변화가 생겼습니다. 얼굴이 더 환해지고 자신감은 배로 늘었습니다. 눈밑지방제거 수술 하나로 인생이 달라졌고 다시 태어난 기분으로 살고 있습니다. 그에 따르는 자신감은 일상생활뿐만 아니라 일을 하는데도 더 활기차고 성과도 더 이룰 수 있다는 것이 정말 꿈만 같네요.

수술 받은 상황을 모르는 주위 사람들이 저의 얼굴이 어딘가 모르게 달라졌는데 진짜 예뻐졌다고 합니다.

낳아주신 엄마도 수술 받은 3달 뒤의 저의 모습을 보고 깜짝 놀라시네요. 눈밑지방, 다크서클 있으신 분들 그냥 버려두고 세월을 한탄할 때가 아닙니다. 나 자신은 스스로 가꾸어야 내가 달라지고 세상을 바라보는 내 눈높이도 달라집니다. 그만큼 자신감이 생긴다는 거죠, 요즘 세상은 자신을 가꿀 줄 알고 남들 앞에 당당히 나설 수 있어야 사회 경쟁력에서도 뒤지지 않고 아름다운 내 인생을 만들어 갈 수 있는 세상입니다. 눈밑지방, 다크서클 있으신 분들 고민하지 마시고 김성완 피부과를 적극 추천합니다. 후회 없는 선택, 만족스러운 결과를 얻을 수 있을 것입니다.

저를 자신감 넘치도록 또한 예쁘게 만들어 주신 김성완 피부과 원장님과 간호사 분들께 감사 또 감사드립니다.

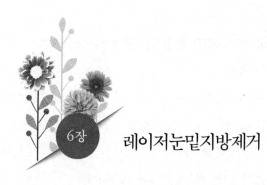

레이저눈밑지방제거

1. 칼을 대지 않고 레이저 눈밑지방제거 최초 병원(30대, 2010-04-21)

수술 전 눈밑에 다크서클과 눈밑지방이 불룩해보여서 나이 들어 보이고 인상도 좋아 보이지 않았다. 늘 안경을 쓰고 다녔는데 우연히 주변의 소개로 김성완 원장님이 눈밑지방제거 수술을 칼을 대지 않고 레이저로 시작하시길 우리나라 최초 도입하셨다는 얘기를 듣고 수술을 했다. 원장님이 워낙 꼼꼼하셔서 수술 당시에도 마음이 편했고 수술 후에도 수술 전과 비교해 보면 너무 흡족하다. 훨씬 어려 보이고 인상도 밝아지고 원장님께 감사드린다. 수술할 때 기도해 주시는 원장님을 보며 마음이 편했다. 환자 하나하나 마다 이렇게 정성들여 주시는 것에 감사드립니다.

2. 수술 자국 없이 레이저 눈밑지방을 제거(2008-08-07)

저는 50세 주부입니다.

저는 몇 년 전부터 눈밑지방을 제거해야겠다는 관심을 갖고 있는데 우연히 잡지와 인터넷에서 성형수술 안하고 김성완 피부과에서 수술 자국 없이 레이저로 눈밑지방을 제거한다는 보도를 읽었습니다. 그래서 3월 중순에 수술을 했습니다.

선생님께서 아주 친절히 그리고 세심하게 관찰하시면서 수술하시더군요. 수술시간은 리프팅까지 50분 정도 걸린 것 같아요. 수술하고 양쪽 눈밑지방이 잘 제거되었나 밸런스를 2~3번 맞추면서 꼼꼼하게 확인하시더군요.

1. 수술 첫날은 마취주사를 맞고 수술 후 반창고를 붙이고, 찜질을 열심히 했더니 아무 증상이 없었습니다. 그런데 고개를 숙이지 말고 앉아 있고, 잘 때도 머리를 높이고 자라고 하니 그게 제일 불편했습니다.

2. 수술 다음날은 약간 붓고 충혈 되더군요.

3. 수술 후 3일째, 반창고를 떼고 나니 눈이 퀭해 보이더군요, 눈을 위로 뜨거나 돌릴 때는 조금 불편하더니 날짜가 지나니 괜찮아지더군요. 충혈된 눈도 1주일쯤 지나니 완전히 나아졌어요.

2주 후에 병원에 방문했더니 선생님께서 잘되었다 하시면서 나중에 자연스러워지면 예뻐질 거라 말씀하시더군요. 그런데 일단 눈밑지방이 없어지니까 지금도 좋은 것 같아요. 그리고 우리 딸이 엄마 수술 잘되었다 하면서 훨씬 젊어 보인다고 하더군요, 나이가 들어서인지 웃을 때 눈밑에 주름이 잡히는데 열심히 주름 개선크림, 아이크림 바르면서 피부관리 한답니다.

그리고 선생님 너무 친절하셔서 감사드립니다.

3. 레이저 눈밑지방 시술 후(1달째, 2007-12-27)

한동안 무리하게 일을 하고 컴퓨터를 오래하게 되면서 나 자신도 모르는 사이에 눈 아래 지방이 스멀스멀 차오르더니 거울을 보면 나 자신이 봐도 깜짝깜짝 놀랄 정도로 많이 나이든 자신을 보게 돼서 짜증과 우울증이 생길 쯤, 동생이 눈밑지방제거 수술을 국내에서 제일 잘하는 병원이라고 한번 가보자는 말에, "됐어 그냥 이렇게 산다"고 계속 그러다가 어느 날 사진속의 자신을 보고 아니다 싶어 큰마음을 먹고, 동생과 병원에 예약날짜를 잡고 바로 하게 되었습니다. 비용은 생각보다 부담스러웠지만, 한 번하면 영구적이고 국내에서 제일 잘하는 곳이라는 믿음으로 우선 질러보기로 했습니다. 떨리는 마음으로 수술대 위에 눕고 긴장함 속에 휩싸였을 때, 원장님의 기도로 마음에 안정을 찾을 수 있었습니다. 마취가 잘되어 그리 아프지는 않았고 예뻐져야지 하는 생각에 아

릿한 느낌을 참고 3시간 정도의 수술이 끝나고 거울을 보고 생각
보다 젊어 보이는 느낌에 기분이 좋았습니다.

한동안 찾아온 안구건조증이 있었지만, 원래 안구건조증이 있
는 상태에서 수술 후 좀 고생을 했지만, 3주 정도 지나니까 원래 상
태로 돌아왔습니다. 눈 아래 지방이 빠진 곳에 주름이 생겼지만,
차차 안정을 찾게 되면서 좋아지게 되고 자연스러워진다는 선생
님의 말씀에 아이크림을 열심히 바르고 기다려 보고 있습니다. 어
쨌든 이번 수술에 대해 만족스럽게 생각하고 잘했다는 생각이 듭
니다.

7장 레이저 눈밑지방재배치

1. 대인관계에 자신감이 들게 해준 레이저 눈밑지방재배치!(70대 초반 남성, 2014-05-24)

저는 안양에서 살고 있는 72세의 남성입니다.

15년 전 안면마비증세로 7개월간 한방치료를 받고 정상으로 돌아왔으나, 그 후유증으로 오른쪽 눈 아래, 위에 지방이 형성되어 양쪽 눈밑이 비대칭이 되어 매우 보기 싫은 상태였습니다. 그리하여 눈밑지방재배치 시술을 받아야겠다는 결심으로 강남구 신사동에 있는 성형외과에서 아래 눈썹 및 피부를 절개, 지방을 절개하는 시술을 받기로 하고 계약을 하였으나, 시술결과에 대한 갈등이 너무 생겨서 많은 고민 끝에 신문광고를 통해 알고 있던 강남구 신사동에 위치한 김성완 피부과에서 다시 상담하게 되었습니다.

눈 아래 안쪽을 절개하여 레이저로 지방을 제거한 후 다시 잉여 지방으로 눈밑지방재배치 하는 방법이었습니다. 그 방법에 설득력을 얻고 김성완 피부과를 선택하게 되어 2014. 2. 8 시술을 받았습니다.

시술 2주 후 왼쪽 눈밑 시술부위는 부기가 많이 빠졌는데, 오른쪽(안면부위가 왔던 부위)은 상태가 좋지 않아서 걱정을 많이 하였으나 1달이 된 무렵에는 오른쪽도 부기가 거의 빠져 시술결과에 만족하게 되었습니다.

3개월이 지난 지금은 거울로 내 얼굴을 볼 때마다 병원선택을 잘했다는 생각도 들고 원장선생님에 대한 고마움으로 즐거운 생활을 하고 있습니다.

대인관계에도 자신이 생겼고요! 불안한 마음으로 시술받기를 망설이지 마시고 자신 있게 시술 받으시고 활기차고 보람 있는 생활을 하시기 바랍니다.

2. 불룩하던 눈밑지방 부작용 없이 레이저 눈밑지방재배치(40대

중반 2개월 후, 2010-09-09)

저는 눈밑에 지방이 불룩하여서 몇 년 동안(오랫동안) 외출 시에나 평상시에도 스트레스를 너무나 받던 중에 눈밑지방제거를 하면 좋아질 거라는 정보를 접하고 여기저기 인터넷을 찾아보던 중에 김성완 피부과에서 김성완 선생님이 레이저 눈밑지방재배치 수술을 오랫동안 많이 하셨던 것을 알게 되었습니다.(믿음이 생기더군요) 수술은 크게 아프지 않았고 집에 와서도 며칠 동안 병원에서 하라고 한 수칙을 잘 지켰더니 부작용 없이 잘 지나갔습니다.

지금은 2달 되었는데 나가면 모두들 예뻐졌다는 소리를 해서 이젠 자신감이 생겨서 화장을 해도 즐거운 마음입니다. 또한 선생님이 너무 인자하셔서 더욱 친근감이 가네요. 친구들에게도 권하고 있습니다. 감사합니다.^^

3. 레이저 눈밑지방재배치 후 엎드려 절하고 싶을 정도로 너무 감사 드립니다(20대 중반, 1개월 반, 2010-08-09)

안녕하세요. 눈밑지방재배치 한지 1달 반 정도 되었네요.

어렸을 때부터 눈밑에 지방이 많이 차 있어서 고등학생 때부터 30살 소리를 듣고 살았습니다.

현재 20대 중반을 넘어가는 시점에서 시집가기 전에 좀 다듬고 가자는 생각에 눈밑지방재배치에 관해서 자료를 수집하기 시작했어요. 원래 사전조사를 엄청 철저히 하는 터라 수술하신 분 후기는 다 읽고 수술평이 좋은 병원리스트까지 만들었는데 간추리다 보니 김성완 피부과에 오게 되었습니다. 상담을 하고 그날 수술날짜를 잡고, 며칠 후 눈밑지방재배치를!!

원래 겁이 너무 많은데, 수술하는 장면을 찍은 사진을 제가 본
적이 있어서 수술대에 눕는 순간 온몸이 돌덩이처럼 경직되기 시
작했어요. 그래도 원장님께서 간호사님과 함께 다 같이 기도를 드
려서 마음이 좀 더 편해졌어요. 특히 원장님께서 한 번씩 웃어주
실 때 진짜 몸의 긴장이 풀리고 마음에 평온이. -_-;; 그래도 눈밑
지방수술 시작할 때 또다시 온몸이 경직되기 시작했어요.

눈에 마취를 했는데, 별로 통증은 없었고 수술하는 동안에 고기
타는 듯 한 냄새가 나서 조금 그랬지만, 생각보다 통증은 없었어
요. 중간 중간에 레이저 때문인지 가끔 후끈, 아니면 뻐근한 느낌
이 들었는데, 그때마다 부분 마취주사 조금씩 더 놔주신 듯, 수술
끝에, 앉아서 눈밑지방제거가 양쪽이 잘 되었는지 여러 번 앉았다
누웠다 반복하면서 지방재배치를 끝내고 원장님께 확인받았는데
정말 섬세하시다는 느낌 들었음. 감동이었어요.ㅠ_ㅠ 또 잘했다면
서 웃어주시는데 마음에 평온이.ㅋㅋㅋㅋㅋㅋㅋㅋ

수술 끝나고 저는 주름이 많아서 주름치료를 받고, 눈밑에 반창
고 붙이고 얼음찜질하며 나왔어요. 나중에 반창고 떼고, 3일째 되
는 날 눈이 붓더니 저는 한쪽 눈에만 피멍이 살짝 들었어요. 수술
하고 4일째부터 사람들 만났는데, 피멍보고 뭐라고는 하지만, 아
무도 수술한지 모르더라고요. '그냥 피곤해서 눈에 핏줄선 게 이렇
게 피멍이 돼 버렸다'라고 속였음. 한 1주일간은 눈이 금방 피로해

지고 약간 뻑뻑한 느낌이 자주 들어서 인공눈물 사용했어요.

피멍도 2주 다 되어가니 사라지고, 보는 사람마다 얼굴이 밝아 보인다. 이제야 네 나이로 보인다. 하지만 아무도 눈밑지방제거 한 줄 모르더라고요. 그게 더 신기했으며, 심지어 동생도 기숙사 있다가 집에 왔는데 몰라보더라고요.

그런데 시간이 지날수록 (사람 욕심이 끊임없다는 걸 느꼈음) 눈밑지방이 빠지고 난 자리에 웃을 때 주름이 좀 심하게 자리 잡힌 게 보이더라고요. 그 많은 지방을 빼어냈으니, 주름이 생기는 건 당연히 알았지만, 제 피부가 워낙 얇고 연약하고 주름이 잘 생겨서, 1달 반 지나서 눈밑에 주름치료와 눈옆에 보톡스 살짝 맞아서 이제는 제 나이보다 어려 보인다는 소리 많이 들어요. 단지 눈밑주름 레이저 치료하고 나서 2일 정도 눈밑에 빨간 딱지 같은 게 생기던데, 사람들이 물어봐서 햇볕알레르기 때문에 눈밑이 좀 부었는데 긁었더니 이렇게 됐다고 또 뻥쳤어요. 근데 또 그대로 믿는 사람들. ... 어쨌든 저 수술한 거 너무 만족해서 어머니에게 추천해드렸어요. 어머니도 조만간 상담 받고 수술하실 거라고. ㅎㅎ

아무튼 김성완 원장님 너무너무 감사드려요. 진짜 엎드려 절하고 싶을 정도로 너무 감사드립니당. 다음에 어머니와 한번 찾아뵐게요. ㅎㅎ

4. 눈밑지방제거 칼 대지 말고 레이저 레이저 눈밑지방재배치 하세요!(20대 초반, 3개월, 2010-05-24)

안경을 끼고 공부만 하던 시절에는 그저 눈이 또렷하지 못한 것에만 불만이 있었다. 그러나 대학교에 들어가고 렌즈도 끼고 화장도 하게 되었을 때, 나는 컨디션이 좋음에도 불구하고 늘 사람들에게 피곤해 보인다는 소리를 듣곤 했다. 그러던 차에 성형외과에 상담을 갔을 때 눈밑지방이 있다는 소리를 처음 듣게 되었다. 그 후로 거울을 볼 때마다 눈밑에 심술이 가득해 보이기도 했고, 참 거슬렸다. 눈밑지방을 없애야겠다고 마음먹고 인터넷으로 눈밑지방 시술 병원에 대해 검색해보던 중 눈밑에는 칼을 대지 않고 눈 안쪽에 레이저를 이용해 시술을 한다는 김성완 피부과를 알게 되었다. 그러고 보니 눈밑지방이라고 치니 연관검색어에 김성완 피부과가 함께 나왔다. 눈밑지방제거 시술에서는 최고인 것 같다는 믿음이 생겼다. 비용은 성형외과보다 조금 더 비쌌지만 하기 전에도, 3개월 정도가 지난 지금도 레이저로 눈밑지방재배치 시술하길 너무 잘했다는 생각이 든다. 원장선생님 감사합니다.^^

5. 여러 차례의 망설임과 많은 검색 끝에 알게 된 레이저 눈밑지방재배치 전문병원 김성완 피부과(레이저 눈밑지방재배치 전문병원)(30대, 2010-03-24)

여러 차례의 망설임과 많은 검색 끝에 알게 된 김성완 피부과!

갑자기 1년 전부터 눈밑이 불룩해지면서 남들이 오랜만에 볼 때마다 "거기가 왜 그러니?" 하면서 우울해 보인다고 말했다. 그때부터 나는 거울을 보기가 싫어질 정도로 스트레스를 받았고, 특히 쇼윈도우나 지하철 창에 비치는 나의 두드러진 눈밑을 볼 때마다 너무 속상하고, 다른 사람들을 정면으로 보기 부담스러웠다.

그렇게 고심하던 차에 이곳저곳 상담을 받고 검색을 하다 알게 된 레이저 눈밑지방제거재배치 전문병원이 '김성완 피부과'였다. 친절하고 인자하신 원장님의 상담과 20년 이상 전문적인 시술 경험을 자랑하는 권위자이기에 큰 믿음이 가서 결심하였다. 수술은 1시간 30분 남짓 소요되었으며 다소 아팠으나 예뻐진다는 기대로 참을 수 있었다.

수술이 끝난 후 2일이 지난 후 반창고를 떼었는데 신기하게도 지방이 사라졌다. 수술 후 약 2개월이 지난 지금 눈밑은 지방이 없어져서 그늘지고 우울함이 사라졌으며 남들은 눈이 커져 보인다고 한다. 다만 아직까지는 수술한지 2개월 10일이라 다크서클이 두드러져 보이는 것은 속상하지만 자가혈 치료로 좋아진다니 다행이다. 성공적으로 수술을 마쳐주신 원장님과 간호사 선생님께 감사드리며, 많은 분들에게 추천하고 싶다. 나도 빨리 다크서클로 부터 해방되어 좀 더 환해지고 싶다.

6. 부작용 없는 레이저 눈밑지방재배치 고민해결(40대 중반, 2010-
   03-05)

　나이가 45세가 지나면서 눈밑지방으로 인해 눈밑이 볼록해지는 모습에 신경이 계속 쓰이던 중 성형외과를 여러 곳 다니며, 상담하던 중 가는 곳마다 절개 후 꿰맨다고 하고 수술 후 1주일은 외출 내지 일을 할 수 없다고 하여 망설이고 있던 중 우연히 신문을 봤는데, 성형외과가 아닌 피부과에서도 이런 방법이 있다는 걸 알고 문의했다.

　자세한 설명이 절개수술이 아니고 흉터가 없으며 2~3일 후 정상 일과를 할 수 있다고 하는 말에 바로 병원 홈페이지에 들어가 자세히 알게 되었다. 마음이 평안했으며 신뢰가 생겼다. 그래서 집이 인천이라 병원이 멀고 또 다른 문의한 병원보다 수술비가 더 비쌌지만 맘에 드는 여러 가지의 조건들 때문에 결정을 하고 수술을 했다. 별 아프거나 힘들지 않게 치료할 수 있었고, 원장님의 따뜻함과 친절한 병원 분위기가 맘을 평안해졌다. 나는 개인레슨(piano)을 하는 직업이라 레이저 눈밑지방재배치 수술 후 다음날 안경을 착용하고 수업을 하였다. 부작용은 전혀 없이 날이 갈수록 점점 좋았고 얼굴 눈밑의 처짐 때문에 스트레스였던 고민이 해결됨에 자신이 생겼고, 감사했으며, 스스로 만족하고 있다. 주위 분들은 이야기를 안 하니까 전혀 모른다.

7. 토요일 레이저 눈밑지방재배치 후 월요일 회사 출근을!!!(20

대 후반, 2달 후, 2009-09-05)

7월 4일 수술 후 현재 2달이 지났습니다. 처음에는 제가 알고 있는 대학병원 성형전문의에게 수술할 생각이었습니다. 그러나 인터넷 검색을 한 후 김성완 피부과의 눈밑지방수술 후기를 모두 다 읽어본 결과 김성완 피부과에서 수술하기로 결정했습니다. 만약 대학병원에서 했다면 비용 면에서는 좀 더 저렴한 비용으로 수술했겠지만 그래도 김성완 피부과에서 레이저 눈밑지방재배치 수술한 부분은 탁월한 선택이었습니다.

수술당일 약을 구입할 경우는 수술 전에 구입하는 게 좋을 듯합니다. 수술 후 어지러움이 있으므로 걷는 것을 자제하고 빨리 집에 가서 쉬는 게 좋을 듯합니다. 수술 첫날은 통증으로 고생을 했고, 그 다음날부터는 괜찮았습니다. 토요일 수술 후, 월요일 회사 출근을 했습니다.

지금 제 친구들은 지방제거 수술 후 제 인상이 훨씬 선해 보인다고 합니다. 쌍꺼풀 있는 큰 눈이지만 눈밑지방으로 인해 늘 피곤해 보이고 화난 모습이었습니다. 그 부분이 제 결점이라 생각해서 어렵게 수술을 결심했습니다. 외모적으로는 큰 변화는 없지만 저

스스로는 만족합니다. 우선 지방재배치를 한 후 외모는 눈이 좀 더 커지고 또렷한 인상으로 보입니다. 아직 3개월이 지나야 더 자연스럽다고 하므로 아직은 기대감으로 기다리고 있습니다.

8. 엄마는 성형외과에서 저는 김성완 피부과에서 레이저 눈밑지 방재배치를~ (2008-04-30)

저는 35세 한 아기 엄마입니다. 아기 낳기 전에는 눈밑지방이 전혀 없었는데 아기를 키우면서 잠을 제대로 못 자고 하루 종일 아이를 돌보다 보니 어느새 눈밑지방이 생기더라고요. 저희 엄마도 눈밑지방이 있었거든요. 유전이라고 하던데 저희 엄마는 성형외과에서 시술을 받으셨거든요. 근데 회복기간이 꽤 길더라고요. 수술 자국도 1년 정도 있었고 얼굴 전체 또한 눈도 많이 어색하구요. 그래서 저는 피부과를 선택하게 되었죠. 수술당일은 너무 긴장되고 게다가 저는 몇 년 전에 라식 수술을 해서 눈에 대해 더 예민했고요. 수술실에서 선생님이 종교를 물으시더라고요. 기독교라고 말씀드리니 기도를 해주시는데 종교를 가진 입장에서는 불안한 마음이 없어지면서 선생님에 대한 신뢰가 더욱 커지더라고요. 레이저 눈밑지방재배치 수술과정은 마취 주사 덕분에 전혀 고통은 없었습니다. 마취 주사도 맞을 때 느낌이 없었고요. 조금 불편한 게 있다면 레이저에 의한 냄새였습니다. 앉았다 누웠다 하며 웃을 때 눈모양도 체크하시구요. 이 과정이 재배치과정이었습니다. 그래서 제게 가장 알맞은 모양을 만드신 후 시술이 끝났습니다.

수술 후 돌아올 때는 마취 때문인지 눈알을 돌리면 어지럽고요. 또 두통도 있어 푹 숙면을 취했습니다. 다음날 눈알을 빠르게 돌리면 좀 불편했지만 그 외에는 커다란 불편은 없었습니다. 2일 후 눈밑에 테이프를 떼니 눈밑이 조금 들어가 보이더라고요. 하지만 1주일 후 친구들 아무도 알아보지 못했고(상처가 없으니까요) 1달이 지난 지금 예뻐졌다는 소리를 많이 듣습니다. 선생님은 2달 후면 더 예뻐질 거라고 말씀하시더라고요. 주름도 걱정했었는데 제가 나이가 젊어서 그런지 깨끗하고요.

9. 아무도 모르는 레이저 눈밑지방재배치(2007-09-14)

저는 눈밑지방제거 시술을 받은 20대 후반의 여성입니다. 50일 정도 시술 후기라는 거 매우 중요한 정보라 생각되었기에 이렇게 글을 올립니다.

저희 언니 소개로 에디터 분을 소개받았는데 이런 현상이 눈밑지방제거 시술을 받으면 된다는 사실이었습니다. 당연히 그분께서 레이저 눈밑지방재배치 전문병원인 김성완 피부과를 추천해 주셨고요. 추천해 주신 김성완 피부과는 이미 레이저 시술로 유명하다는 걸 알게 되었습니다. 휴가를 활용해 지방제거 시술을 받기로 결정했습니다. 집이 서울이 아닌지라 전화 상담 후 예약을 하고 병원으로 향하게 되었습니다. 상담을 하고 시술대에 누웠는데 어찌나 겁이 나던지 오히려 시술을 받으면서 그런 걱정은 사라지더라고요.

시작 전부터 미리 기도도 해주시고 시술하실 때마다 하나하나씩 미리 얘기해주시면서 시술해주셨어요. 마취라는 것도 하는지도 모르게 아픔도 없었고, 그렇게 시술은 끝났어요. 그런데 이게 전부가 아니더라고요. 다시 한 번 보시고 자리를 잡아 주시는데, 정말 뭔가가 다르다는 걸, (대게 병원들은 중요한 것만 선생님이 하시고 빠지시잖아요) 이땐 조금 따끔거리기는 했는데 참을 정도니까 정말 이렇게 시술은 끝났고요.

집으로 향하는 발걸음이 좀 가벼워졌어요.(그동안 너무 신경을 썼던지라) 2일 정도는 이물질이랑 부기가 있어서 쉬는 게 좋겠더라고요. 병원에서 주시는 얼음팩도 시간 맞춰 계속해주시는 게 좋고요. 병원에서 안내하는 유의사항만 잘 지키면 된다고 생각합니다.

자리 잡는 데는 3달 정도가 된다고 하시는데, 저는 현재도 환해진 제 얼굴에 너무 만족합니다. 아이크림도 더 신경 써서 바르고 있습니다. 제일 좋은 건 레이저 시술이라 주위에서 아무도 모른다는 겁니다. 뭔가 모르게 예뻐지고 환해 보인다는 말을 많이 듣게되었습니다.(상처가 없거든요) 오히려 진작 알았으면 하는 생각이 들더라고요. 남은 제 인생에 있어 다시 한 번 활기가 생긴 것 같습니다. 정성을 다해주신 김성완 원장님께 다시 한 번 너무 감사드리고요.

끝까지 친절하게 대해주신 간호사 분들께도 감사드립니다. 행복하세요!

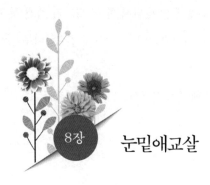

8장 눈밑애교살

1. 눈밑지방재배치 후 눈밑 애교살이 훨씬 도드라져 대 만 족!(2006-03-04)

저는 유전적인 영향인 듯 어렸을 때부터 눈밑지방이 도드라져 보였습니다. 그래서 항상 눈이 부어 보이고 주위 사람들에게 어디 아프냐는 얘기를 종종 듣고, 사진을 찍으면 눈밑이 그늘지고 어두워 보여 아직 어린 나이이지만 항상 신경 쓰이고 스트레스를 받았습니다.

인터넷을 통해 검색한 결과 눈밑지방은 레이저 눈밑지방재배치 수술로 제거가 가능하다는 것을 알게 되었고 전문 병원을 찾아보니 김성완 피부과가 눈밑지방재배치 시술을 전문적으로 한다는 것을 알게 되었습니다. 그렇지만 여태껏 수술을 해본 경험이 없었기에 막상 결심은 했지만 수술에 대한 걱정이 앞섰습니다. 그러나 지금까지 눈밑지방으로 인해 받은 스트레스를 평생 안고 갈 생각을 하며 수술도 레이저 시술이라 간단한 것 같고 의사 선생님도 여러 매체를 통해 나온 만큼 신뢰도 가서 수술을 결심했습니다.

수술당일 마음을 편히 먹으려 했지만, 계속 긴장이 되고 걱정이 되었습니다. 수술 시작 전 원장님이 저를 위한 기도에 한숨 놓으며 걱정을 덜 수 있었습니다. 무사히 수술을 마치고 2주간은 충분한 안정을 취해야 한다고 했고, 1주일 정도는 약간의 통증도 느껴지고 눈이 부어있어서 수술이 제대로 된 건지 걱정이 앞섰지만, 시간이 지날수록 부기도 가라앉고 통증도 없어졌습니다. 2주간 무리를 하면 안 되기 때문에 행동의 제한에 불편함도 있었지만, 6주가 지난 지금 제 모습을 볼 때면 그때의 불편함은 아무것도 아니고 충분히 감수할 만한 것이었습니다. 저는 애교살을 더 돋보이게 해달라고 했는데 정말이지 눈밑지방만 제거했는데도 애교살이 훨씬 도드라져 보여 거울을 볼 때마다 흐뭇합니다. 주위 사람들도 수술 전에는 걱정했는데 수술 후 제 모습을 보며 다들 수술하길 잘했다며 너무 자연스럽고 예뻐졌다고 합니다.

눈밑지방 때문에 걱정하시는 모든 분들께 추천해 드리고 싶습니다.

2. 눈밑지방재배치 후 눈밑 애교살이 살아나요!(30대 여성, 수술 후 5 개월, 2012-09-26)

이제야, 글을 남기게 되었네요,

저는 38살이 되면서, 눈밑지방이 두드러지고 있다는 걸 알게 되었습니다. 이 방법 저 방법 아무리 해도 근본적인 해결을 않고선 스트레스에서 벗어날 수 없었죠. 그러다 어느 날 다니는 피부과 원장님 소개로 이곳에 오게 되어 상담 받고, 최대한 빠른 날짜로 실장님께 부탁을 드려 지방제거를 했습니다. 기도해주시고 시작하는 선생님의 배려와 꼼꼼함에 놀랐습니다. 엄청 긴장하고 갔었는데, 점점 맘이 편안해지고, 괜히 겁먹었네! 싶더군요.

김성완 피부과!!!, 탁월한 선택이었고, 5개월이 지난 지금 너무 만족합니다. 선생님께서 눈밑지방재배치 하시면서 애교살을 더욱 살려주셨죠! 지금은 애교가 더욱 살아나서 주변에서 '어려 보인다', '눈밑이 깔끔하다' 칭찬 엄청 듣습니다.

망설이지 말고, 이 병원 선택하세요!!

저희 언니, 언니 친구, 제 친구, 모두 절 보고선 의심의 여지없이 다들 곧 이곳에서 지방제거 하기로 했답니다. 울퉁불퉁한 눈밑 스트레스 받지 마시고, 저처럼 탁월한 선택하시고 예뻐지세요!! 눈

밑이 사람을 이리 달라보이게 하는 줄 이번에 저도 경험하고 알았
다니까요.^^ 선생님 감사합니다!!

3. 눈밑지방재배치 후, 눈밑 애교살이 도드라져서 귀엽성 있어 보
인다고 ~ ~(30대 중반, 2012-04-14)

– 뜻하지 않은 귀족수술 효과. 눈밑지방재배치–

저 같은 경우는 사실 눈밑지방보다는 여드름흉터가 더 큰 고민
이어서 심층피부재생술을 받을 목적으로 김성완 피부과를 찾았습
니다. 예약 없이 갑작스레 찾아간 터라 조금 기다리는 시간이 길
었지만 중간에 실장님과 상담 후에 원장님을 뵈니 더욱더 상세한
설명을 들을 수 있어 뭐 괜찮았습니다. (내원계획이 있으신 분들은 항
상 사람이 많은 편이니 반드시 전화주시고 찾아주심이 좋을 듯합니다)

조곤조곤 상냥한 말투의 원장님께서는 심층재생술을 받기 전에
눈밑지방이 불룩한 걸 먼저 제거하는 것이 좋겠다고 말씀하셔서
별 생각 없이 예약하고 시술당일까지도 별로 아무 생각이 없었습
니다. 사실 꼭 받아야 되나 싶은 뭐 그런 게 없는 건 아니었습니다.

시술시간은 생각보다 꽤 걸렸던 것 같아요. 원장선생님이 상당
히 꼼꼼하시고 철저하셔서 보고 또 보고, 하고 또 하고. ^^

눈밑지방재배치 후 1~2일은 사실 몹시 불편했습니다. 눈이 부기
도 있고 눈곱도 많이 끼고 해서 아예 화장도 않고 집에 콕 박혀있

었습니다. 세수는 스팀타월로 조심조심 해야 했고요. 근데 한 4~5일째부터는 부기도 제법 빠지더니 푹 꺼진 눈밑은 통통하고 평평해지고 애교살이 도드라져서 눈매가 또렷하고 귀엽성이 있어 보인다고 다들 난리더군요. 심지어 심층 때려치우고, 그냥 눈밑지방 재배치 한 걸로 만족하라는 지인들도 많아서 살짝 맘 변할 뻔했습니다.

계획해서 한건 아니었지만 상당히 만족도 높은 시술입니다. 크게 표시가 안 나면서도 뭔가 확 달라 보이는 그런 느낌?

주변에서도 다들 뭐 한 거냐고 난리, 눈밑이 좀 처졌거나 칙칙한 인상이었던 것이 사라진데다 눈매가 또렷해지니, 인물이 좀 산 달까요. 눈모양이 완전히 자리 잡는데 1개월 정도 시간이 걸린다는데 사실 지금 맘 같아서는 딱 이 정도였으면 좋겠다 싶을 정도로 만족스러운 것 같아요. 비용이나 시간투자 대비 꽤 만족스러워 주변에 다크서클이나 눈밑지방이 불룩한 사람 있으면 반드시 추천하고 싶은 그런 시술입니다.

4. 눈밑지방재배치 후 눈밑 애교살이 도드라져 20대로 보이데요(30대 후반, 2010-12-07)

사진 찍는 걸 누구보다 좋아하던 제가 어느 순간 사진 찍는 게 두렵고 보는 사람마다 근심있냐, 우울해 보인다, 언제부터인가 눈밑에 볼록 나와 있는 나만의 콤플렉스. 사실 모르는 사람도 많긴 했지만 지방에 사는 제가 얼마나 스트레스를 받았으면 인터넷을 뒤지고 뒤져 성형외과를 뒷전으로 하고 찾아간 김성완 피부과.

시술할 때 두통이 심하고 시력 초점이 안 맞아 좀 힘은 들었지만 뭐 그다지 아픈 건 없었던 것 같아요. 원장님의 세심한 배려로 4시간 정도 병원에 머물면서 지방재배치까지 마치고 퉁퉁 부어서 앞도 잘 안 보이는 상태로 고속버스를 타고 집으로 돌아왔답니다.

시술 후기 사진보면 대부분 확연히 지방제거가 된 사진밖에 없는데 전 한쪽 눈은 지방이 볼록 나와 있어서 수술이 잘못된 건 아닌가? 정말 엄청 후회하고 얼마나 많은 고민을 했는지 모릅니다. 3개월은 지나야 정확한 눈모양이 나온다는데 원장님을 못 믿고 참 숱하게 병원에 전화를 했었네요. 2주 후에 가서 굳은 지방에 주사 맞고 와서는 1달이 지난 지금은 눈밑 애교살이 더욱 도드라져서 보는 사람마다 어려 보인다는 말을 합니다.

아직 완전한 제 모양을 잡을 단계가 아니라 해서 2달, 3달 점점 기대되지만 수술 후에 걱정했던 그런 부분들은 싹 사라진 상태에요. 이제 다음 달이면 39살을 맞는 제가 눈밑지방재배치 수술 후, 20대 소리를 듣는다면 말다 했죠?ㅎㅎ 망설이시는 분들 혹은 저처럼 하고서 맘고생, 몸고생 하시는 분들 일단 1달만 기다려보세요. 정말 하루하루가 달라진답니다.

5. 지방제거 후 눈밑이 밝아지고, 애교살이 생겼어요!(30대 후반, 15개월, 2010-08-31)

저는 30대 후반 직장인입니다.

평소 장시간 컴퓨터를 보는 직업이라서 눈이 항상 피곤하고, 어렸을 때부터 눈밑에 다크서클이 있어서 항상 피곤해 보인다는 소리를 많이 듣곤 했습니다. 최근에는 나이가 들어 눈밑에 지방이 많이 쌓여 불룩해 보이기도 해서 더욱더 스트레스도 많이 받았습니다.

인터넷 검색과 주변 지인의 추천으로 김성완 피부과 방문 후 눈밑지방제거와 자가혈 주사로 시술을 함께 받았습니다. 2009년 5월에 시술을 하고 현재 15개월이 지났습니다.

수술할 때는 국소마취를 하고 했지만 생각보다 많이 아프지는 않았고 제가 지방이 많은 탓에 시간도 좀 오래 걸리고 혼자 와서 시술을 해서 많이 무서웠는데, 간호사님이 무섭지 않게 손도 잡아주시고, 시술 후 회복실에 김밥도 사다 주셨던 것이 기억에 남습니다.

시술 후 1주일은 많이 붓고, 1달 정도는 눈에 띄게 개선되는 점은 못 느꼈으나 2달, 3달 시간이 지나면서 눈밑도 밝아지고 특히 눈밑이 꺼질 수 있다는 우려가 있었으나 다행히 애교살처럼 살이 살짝 잡혀 눈이 더 커 보이고 어려 보이는 효과가 생겼습니다.

주변 친구들도 눈이 예뻐진 것 같고, 어려 보인다고 많이 칭찬을 합니다. 시술 후 1~2달은 조급한 마음이 들어 시술이 잘된 것인지 의심스러울 때가 있었지만 원장님 말씀대로 시간을 두고 차분히 관리하며 기다린 결과 아주 만족했습니다.*^^*

6. 눈밑지방제거로 다크서클 까치발주름도 없어졌어요 (30대 초반, 2009-11-02)

저는 20대 때부터 눈밑 다크서클이 심해서 피곤해 보인다거나 아파 보인다는 말을 자주 들어왔습니다. 20대 후반이 되면서는 얼굴로 간 눈밑주머니가 점점 탄력을 잃어가면서 웃을 때 까치발처럼 주름까지 생기고 해서 고민이 이만저만이 아니었죠. 결국 다른 병원에서 자가지방 이식 수술까지 했었는데 효과는 거의 없었습니다. 눈만 늙었다는 이야기까지 들어가면서 제 20대는 그렇게 우울했답니다. 결국 방법은 칼을 대는 수술밖에 없다는 생각이 아직은 30대 초반이고 하니 좀 더 기다리는 수밖에 없다고 생각했습니다. 그러나 칼을 대지 않고도 눈밑지방을 해결할 수 있다는 반가운 소식을 듣고 김성완 피부과를 찾게 되었습니다. 꼼꼼하게 인터넷 검색도 해보고 후기 글도 읽어보니 믿음이 갔고, 병원을 찾아 상담을 해보니 친절한 간호사님들과 의사선생님 때문에 더욱 확신을 갖고 수술을 하게 되었죠.

결과는 역시나 대 만족입니다. 의사선생님께서는 수술하실 때 워낙 꼼꼼하게 좌우 균형을 맞춰가면서 눈밑지방재배치를 성심을 다 해주셔서 솔직히 감동했습니다. 수술 후 3~4일은 눈도 많이 붓고, 자고 일어나면 눈곱이 많이 껴서 불편하기도 했지만 1주일 후에는 등산도 가고 사람들을 만나도 조금 부은 것만 같다고 느끼더라고요.

1달 후 주변 사람들에게 예전처럼 피곤해 보이지도 않고 생기 있어 보인다는 말을 듣고 얼마나 기쁘던 지요. 예전에는 웃으면 쳐진 눈밑에 까치발까지 생겨서 제대로 웃지도 못했는데 이제는 정말 자신 있게 활짝 웃고 사진 찍을 수 있어서 얼마나 좋은지 몰라요.

어린 나이에 눈밑지방과 다크서클로 고민하시는 분들, 정말 추천해드리고 싶어요. 절대 후회하지 않을 실거에요.

7. 눈밑지방 시술 후 눈밑애교살이 별도 수술 없이 도톰해보여요

(2005-02-06)

먼저 선생님께 감사드려요..

제가 성격이 까다롭고 예민해서 수술하기 전에 정말 많이 알아보고, 인터넷에서 찾아보고, 주위 사람들의 이야기를 많이 듣고,

고민 끝에 선생님께 수술을 받았는데 정말 대단히 만족하고 감사드립니다. 정말 눈밑지방 때문에 스트레스 많이 받아서 나이 들어 보이고, 생기 없어 보이고 해서 정말 많이 신경 쓰였습니다. 정말 안 해본 것 없었어요. 명품 화장품, 연예인들이 간다는 곳에 가서 맛사지도 받아보고 했는데 아무 소용없더라고요. 눈밑지방은 정말 요즘은 거울보고 화장하는 게 즐거워요. 어려보이기도 하구요. 눈밑 애교살도. 따로 주사를 맞지 안 해도 도톰해 보이는 게 대 만족입니다. *^^*

간호사님들도 친절해서, 맘 편히 수술하구 예뻐진 거 같아요. 선생님, 정말 감사합니다.

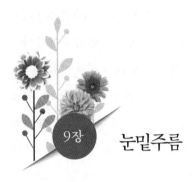

9장

눈밑주름

1. 벨기에에서 찾아와 친구 소개로 눈밑지방제거, 눈밑주름(50대 중반, 2주 후, 2010-05-29)

저는 벨기에에서 친구의 소개로 원장님을 찾아왔습니다.

원장님의 친절한 상담 후에 눈밑지방제거와 눈밑주름치료를 했습니다. 지금 2주일이 지났는데 눈은 거의 옛날의 제 모습을 찾았고 고통도 거의 없이 시술 받을 수 있었습니다. 원장님의 세심한 시술 덕분에 아주 만족하고 내가 봐도 10년은 젊어 보여서 행복합니다. 새로운 인생을 출발할 수 있도록 도와주셔서 원장님께 감사드립니다.

2. 눈밑지방재배치 수술과 눈밑주름박피치료를 함께 받았어요(50대 후반, 2010-03-17)

눈밑지방재배치 수술과 주름박피치료를 함께 받은 50대 후반 가정주부입니다.

피부는 제 나이에 비해 좋은 편이지만, 눈밑의 불룩한 지방 때문에 항상 스트레스를 받고 있었습니다. 집이 '울산'이라 서울에 있는 병원을 방문한다는 것은 좀 힘들겠다 싶었는데, 서울에서 직장을 다니고 있는 딸의 강력한 추천으로 이곳 김성완 피부과에서 수술을 받게 되었습니다. 30대 초반의 딸 역시 몇 년 전부터 눈밑지방 때문에 많은 스트레스에 시달렸는데 작년 여름 이곳에서 수술을 받고 몇 달 후 라식까지 하여 아주 기분 좋게 안경을 벗어 던졌거든요. 딸의 성공적인 결과를 두 눈으로 보았기에 저도 김성완 원장님을 믿고 수술을 받을 수 있었습니다.

1월 23일에 수술을 받았는데 지금 현재(3월 16일) 아주 만족하고 있습니다. 눈밑지방 때문에 많은 고민이신 분들은 주저하지 마시고 이곳 김성완 피부과를 추천해 드릴게요.

3. 눈밑주름과 사선 모양으로 쌓인 지방으로 인해 피곤해 보였으나 눈밑지방제거로 호전(2008-01-28)

눈밑에 지방이 많은 건 아니었지만 사선 모양으로 쌓인 지방으로 인해 피곤해 보이고 눈 위쪽은 푹 꺼져서 나이가 더 들어보였었습니다.

김성환 박사님을 찾아와 상담을 하니 눈밑지방을 제거하고 눈 위는 지방을 넣을 수 있다고 하셨습니다. 며칠을 고민하다가 일단 눈밑지방을 제거하기로 용기를 내었습니다. 수술대에 누워 박사님의 기도를 들으니 한결 마음이 놓이고 생각보다 긴장이 덜 되는 거 같았습니다. 오른쪽 눈머리 쪽으로 마취주사를 놓는 것으로 수술은 자연스럽게 시작되었습니다. 의식이 있는 상태에서 눈을 감고 있으면서 박사님이 능숙하게 수술하시는 것을 기다리는 시간이 다 합해서 40분 정도 되는 것 같았습니다. 눈이 조금 뻐근한 느낌이 들 때쯤 수술이 끝나고 박사님이 양쪽 눈을 잘 살피시고 마무리를 하셨습니다. 2일 후 다시 병원을 찾아 눈 아래쪽으로 지방이 빠져 탄력을 잃은 피부에 눈밑주름 레이저 치료를 받았습니다. 피부과에서 수술을 하면 자르고 꿰매지 않고 피부과 치료를 통하여 주름 부분의 탄력을 개선해 주는 것도 마음 놓이는 과정이었습니다. 나이가 있어서 레이저 치료 한 번에 주름이 개선이 되지 않을 지도 모르지만 기다려 보는 중입니다.

수술 후 10일 정도는 부기가 있어 불편하고 눈에 이물감과 두통이 있었습니다. 그러나 10일 후 만난 친구들이 수술한 것을 모르고 예뻐졌다고 하는 것을 들으니 그때부터는 불편을 잊고 정말 잘했다는 생각이 들었습니다. 이제 1달이 되었지만 주변에서 수술한 것을 알아차리는 사람은 없고 "예뻐졌다. 얼굴 좋아졌다. 눈밑주름제거 한 것 같다. 눈이 커졌다" 등 뭔가 달라졌다는 인사를 합니다.

거울을 보면 정말 인상이 한층 밝아진 것을 느낍니다. 그리고 눈을 뜨는 것이 조금 편해진 것 같기도 합니다. 더 지방이 쌓이기 전에 용기를 내어 수술하기를 잘했다는 생각이 듭니다.

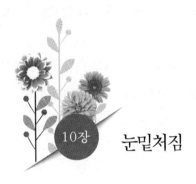

10장

눈밑처짐

1. 눈밑처짐이 심한 상태에서 생긴 눈밑지방제거, 주름치료(눈밑처짐, 눈밑주름) (40대 중반, 1개월 후, 2010-05-01)

저는 친구의 소개로 김성완 피부과에 오게 되었습니다.

몇 년 전부터 눈밑처짐이 심한 상태에서 지방까지 생기니까. 주변 사람들에게 피곤해 보인다는 말을 많이 듣게 되던 중 눈밑지방제거를 하면 좋아진다고 해서 눈 안쪽 결막을 레이저를 통해 지방제거 하는 시술을 받게 되었습니다. 원장님께서 편안한 분위기를 만들어 주셔서 마취 후 편한 마음으로 임할 수 있었습니다. 먼저 오른쪽 눈밑을 한 20~30분 소요되었고 결막을 레이저로 시술시 조금 냄새가 납니다.

크게 아프진 않고 약간 욱신거리는 곳도 있는데 중간 중간 표시

하면 적당히 마취제를 추가해서 많이 아프진 않습니다. 다음에 왼쪽 눈도 한 20분정도 시술 후 앉아서 눈 상태를 보시고, 저의 경우 40대 중반으로 지방제거 후 주름이 조금 생길 수 있어 주름제거 시술도 해주셨습니다. 수술 완료 후 눈밑에 반창고 한 개씩 붙이고 3일 정도 자리 잡을 때까지 기다리다가 떼었더니 눈밑이 조금 붓고 눈물과 눈곱 같은 게 섞여서 조금씩 나왔습니다.

제가 금요일 수술 받고, 월요일 회사에 출근했는데 눈이 조금 붓고, 조금 붉은 것 외에 주변 사람들이 몰라봤습니다.

한 1주일간 안경을 끼고 다니니까 표시가 덜 나기 시작했습니다. 수술 후 약 1달까지 꿈꾸는 눈같이 조금 눈이 조이는 듯했지만, 하루하루 나아져서 1달이 지나니까 눈밑이 가볍고 눈모양도 살아나서 많이 만족하게 되었습니다. 친구들은 전보다 훨씬 어려졌다는군요! 3달 후면 더욱 환해질 것 같습니다.

감사드립니다.

11장 눈밑지방제거수술 부작용

1. 성형외과에서 수술실패 후, 눈밑지방수술 부작용으로 대인기 피증. 레이저 눈밑지방재수술도 여기서 치료받다 (2005-06-22)

(다른 성형외과에서의) 눈밑지방제거 수술 실패 후 대인기피증까지 올 정도로 괴로웠던 제 생활을, 원장님 덕분에 이렇듯 다시 예전으로 되돌릴 수 있었기에 이 감사한 마음을 조금이나마 표현하고 싶어 이글을 올립니다.

저는 지금 일본과 한국을 오가며 일하고 있는 30대 중반의 여성입니다. 실은 작년 초, 설을 앞두고 친정에 나왔다가 눈밑지방이 두드러져 보인다는 친구의 말에, 충동적으로 한 성형외과에 가서 수술을 받았습니다.(너무 간단히 생각하고 수술을 결정했던 제 잘못이 컸죠)

근데 수술을 시작하면서, 요즘은 눈 안쪽으로 지방을 제거한다는 친구의 말과는 달리 눈밑을 따라 그어지는 메스의 느낌에 놀랐고, 그러면서도 제가 친구 말을 잘못 들었나보다 했었죠. (솔직히 수술자국이 남으면 어쩌나 하고 내심 불안해하면서요.) 아니나 다를까 수술 후 몇 달이 지나 부기가 빠지면서 가까이서 보면 수술선이 보이는 건 물론이고, 그 주위로 없던 주름까지 자글자글하게 생겨 있었습니다. 또 수술 전에 눈밑 도톰한 부분(애교살)은 그대로 남겨달라고 특별히 부탁했던 제 말을 성형외과 원장님이 잘못 알아들으셨는지, 볼록하게 남아있는 건 눈밑지방이었고 남겨달라고 했던 애교살은 푹 꺼져있는 게 아니겠습니까. 얼마나 인상이 이상하게 바뀌었는지는 다들 상상이 가실 겁니다.

나중에 알게 된 일입니다만, 애교살이라고 하는 것은 눈밑 근육이고, 눈밑을 절개하는 수술법을 택할 경우는 그 근육이 잘리면서 애교살도 꺼지기 마련이라더군요. 그리고 20~30대의 탄력이 있는 피부의 경우는 절개부위에 흉터가 생길 위험이 크다고도 했고요.

암튼 거의 1년간을 부기가 남아서 그런 걸 거라며 의식적으로 스스로를 달래며 미련하게 버티다가, 결국 올 초부터 눈밑지방을 녹여준다는 메조테라피를 2주 간격으로 거의 10회에 걸쳐 주사했고,(이 과정도 주사 후 며칠 동안 부기가 상당히 심한데다, 한 번씩 바늘이 미세혈관을 건드리기라도 하는 날은 퍼런 멍이 들어 10일 이상을 가는 등, 상당히 괴로웠습니다) 꺼진 애교살을 다시 올리느라 필러를 주입하기도 했습니다. (근데, 이건 눈밑 절개선 때문인지 울퉁불퉁하고 부자연스럽게 들어가는 겁니다) 얼마나 괴롭고 힘든 시간이었는지.

외출은 물론이고 거울 앞에 서는 것조차도 피하고 싶었던 1년 6개월을 지낸 후, 제가 접하게 된 것이 김성완 원장님에 대한 입소문이었습니다. 한국인인 제가 일본에서 일본인을 통해 원장님을 알게 된 것은 정말 큰 행운이 아닐 수 없겠지요..

어쨌거나 첫 수술을 그렇게 실패하고 수술에 대한 노이로제 증상까지 있었던 저였지만, 이리저리 알아보고 검증(?)을 거친 후 다시 한 번 용기를 내어 원장님께 레이저를 이용한 눈밑지방재수술을 받게 되었습니다. (원장님께선 기도로 수술을 시작하셨는데 얼마나 마음에 와 닿던지, 요즘은 성경책까지 샀고, 조만간 교회도 나가볼 생각입니다) 암튼 정성스레 수술을 해주신 덕분에, 수술도 잘 끝났고, 회복도 정말 빨라서 1주일 정도 지나니까 수술한 티도 별로 안 나더군요. 그리고 수술하고 2달 정도 지난 지금, 저는 너무나 행복합니다. 비록 성형외과에서 했던 약간의 수술자국과, 꺼진 애교살을 살려보느라 주입했던 필러가 아직 상당부분 울퉁불퉁 남아있긴 하지만요.

부디 다른 분들은 저처럼 괴로운 시간을 가지지 않으셨으면 하는 마음이 간절합니다. 혹시라도 얼굴 수술은 성형외과가 전문이겠거니 하면서 무턱대고 수술을 결정하는 분이 계실지도 모르겠으나, 특히 젊은 분일 경우엔 정말 조심하셔야 할 겁니다.

(저희 아주버님도 성형외과를 하고 계십니다만, 눈밑지방제거 만큼은 피부과 쪽에서 개발해 낸, 눈 안쪽 결막을 통한 수술법을 크게 인정하고 계시더라고요) 암튼 성급한 결정으로 그 무엇으로도 되돌릴 수 없는 후회를 남기는 일이 없으시길 바랍니다.

　마지막으로, 제 괴로웠던 고민을 이토록 말끔히 해결해주신 김성완 원장님께 다시 한 번 감사의 말씀을 올리고 싶습니다. 이담에 넉넉한 일정으로 서울에 올 땐, 피부상담도 할 겸 다시 찾아뵙겠습니다. 그럼 환절기에 건강 조심하시기 바랍니다.

레이저 눈밑지방제거 · 재배치, 다크서클 시술체험기

초판 1쇄 인쇄 2014년 7월 21일 | 초판 1쇄 출간 2014년 7월 25일 | 엮은이 김성완 피부과 원장 | 펴낸이 임용호 | 펴낸곳 도서출판 행복한 종 | 편집 손영섭 | 디자인 손영섭 | 인쇄 영재문화사 | 제본 일광문화사 | 출판등록 1997년 4월 1일 제22-392 | 주소 서울시 중구 충무로 4가 120-3 진양빌딩 673호 | 전화 (02)735-6891 팩스 (02)735-6892 | E-mail jongmhs@hanmail.net | 값 11,000원 | @ 2014, Jong Munhwasa, Haengbokhan Jong printed in Korea | ISBN 978-89-95695 06-7-03510 | 잘못된 책은 바꾸어 드립니다